AF210366

THETA HEALING

GRABEN NACH GLAUBENSSÄTZEN

THETA HEALING

GRABEN NACH GLAUBENSSÄTZEN

VIANNA STIBAL

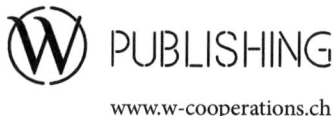

www.w-cooperations.ch

Bibliografische Information der Deutschen Nationalbibliothek:
Die Deutsche Nationalbibliothek verzeichnet diese Publikation
in der Deutschen Nationalbibliografie; detaillierte bibliografische
Daten sind im Internet über dnb.dnb.de abrufbar.

Text © 2019 Vianna Stibal

Herstellung:

BoD – Books on Demand, Norderstedt

Verlag:

W-Cooperations GmbH I W-Publishing I Kriessern

ISBN: 978-3-9525328-2-9

Die Urheberpersönlichkeitsrechte der Autoren wurden geltend gemacht.

Alle Rechte vorbehalten. Kein Teil dieser Veröffentlichung darf weder durch
mechanische, photographische oder elektronische Prozesse noch durch
phonographische Aufzeichnung reproduziert werden. Die Speicherung
auf einem Datenabfragesystem, Übermittlung oder andere Arten der
Vervielfältigung für öffentliche oder private Nutzung, anders als eine 'faire
Nutzung' in Form von Kurzzitaten, eingebettet in Artikeln oder Rezensionen,
ist ohne schriftliche Zustimmung des Verlegers ebenfalls untersagt.

Die Informationen in diesem Buch sind kein Ersatz für professionelle
medizinische Beratung, bei Bedarf konsultieren Sie bitte einen Arzt. Jegliche
Nutzung von Informationen dieses Buches liegt im Ermessen und im Risiko des
Lesers. Weder der Autor noch der Verlag können für Verlust, Reklamation oder
Beschädigung, welche durch die Nutzung, den Missbrauch, aufgrund der hier
unterbreiteten Vorschläge, der Unterlassung medizinischen Rat einzuholen oder
für jegliche Angaben auf Webseiten dritter, verantwortlich gemacht werden.

Die Handelsmarken ThetaHealing®, ThetaHealing Institute of Knowledge®,
ThetaHealer® sowie Orian Technik™ sind im Besitz von Vianna Stibal,
Begründerin von ThetaHealing und Inhaberin von Vianna's Nature's Path, und
THInK. Jegliche unautorisierte Nutzung der Handelsmarken ist untersagt.

Innenbilder: 123rf/sumkinn;

Erste Veröffentlichung in Englisch und Vertrieb im Vereinigten Königreich durch:

Hay House UK Ltd, Astley House, 33 Notting Hill Gate, London W11 3JQ

Tel: +44 (0)20 3675 2450; Fax: +44 (0)20 3675 2451; www.hayhouse.co.uk

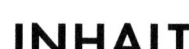

INHALT

Im Glossar findest du die Ausdrücke welche **fett gedruckt**.

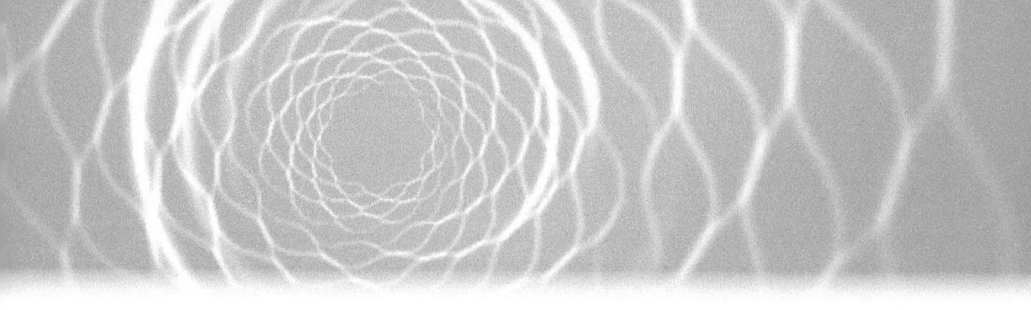

LISTE DER ÜBUNGEN

VORWORT

ThetaHealing ist eine Philosophie und ein vollständiges **Heilsystem**, welches genutzt werden kann, um selbsteinschränkende Glaubenssätze oder Überzeugungen zu verändern und positive Glaubenssätze zu stärken. Auch lernst du, dich selbst zu verstehen, um spirituell zum Wohle der Menschheit zu wachsen.

Dieses Buch ist als detaillierter Leitfaden für das Graben nach Glaubenssätzen gestaltet und ein Begleitbuch zu *ThetaHealing die Heilkraft der Schöpfung, ThetaHealing für Fortgeschrittene, ThetaHealing Krankheiten und Beschwerden heilen* und *ThetaHealing die Sieben Ebenen der Existenz.*

Im Buch *ThetaHealing* erkläre ich Schritt für Schritt die Abläufe von ThetaHealing Readings, Heilungen, **Glaubensarbeit, Gefühlsarbeit, Graben** und **Gen-Arbeit.** Ich liefere eine Einführung in die **Ebenen der Existenz** sowie weiteres Wissen für Einsteiger.

Das nächste Buch, *ThetaHealing für Fortgeschrittene*, gibt eine tiefgreifendere Anleitung in die Glaubens- und Gefühlsarbeit und das Graben wie auch tiefere Einsichten in die Ebenen der Existenz und die Glaubenssysteme, von denen ich glaube, dass sie essenziell für spirituelles Wachstum sind. *ThetaHealing für Fortgeschrittene* erweitert das erste Buch, *ThetaHealing, die Sieben Ebenen der Existenz* hingegen definiert die Philosophie von ThetaHealing.

Es ist wichtig, ein Verständnis für die Anwendungen, welche in *ThetaHealing* die Heilkraft der Schöpfung gegeben werden, zu erreichen, um die Anwendungen, die in diesem Buch „Graben nach Glaubenssätzen" beschrieben sind, vollständig verstehen zu können. Jedoch findest du in Kapitel 1 bis 2 eine Beschreibung des ThetaHealing-Prozesses und das Glossar von allem, was du vielleicht nützlich finden könntest, falls ThetaHealing neu für dich ist.

Die Energieheiltechniken aus diesem Buch werden vollständig in *ThetaHealing* und *ThetaHealing für Fortgeschrittene* erklärt, zusammen mit den Meditationsanwendungen, welche die **Theta-Gehirnwelle** nutzen, von der ich glaube, dass sie physische, psychologische und spirituelle Heilung erschafft. Während wir in einem reinen und göttlichen **Theta-Geisteszustand** sind, sind wir fähig, uns mit dem **Schöpfer von Allem was ist**, durch fokussierte Gebete zu verbinden. Der Schöpfer hat uns dieses faszinierende Wissen gegeben, welches du nun erfahren darfst. Es hat mein Leben und das Leben vieler anderer verändert.

Eine Voraussetzung gibt es jedoch, welche nötig ist, wenn du ThetaHealing und die Techniken in diesem Buch anwenden möchtest: Du brauchst einen grundlegenden Glauben an eine Energie, die durch alle Dinge fließt. Einige würden diese Energie den „Schöpfer von Allem was Ist", „Schöpfer" oder „Gott" nennen. Durch Lernen und Üben ist es jedem möglich, jedem, der an Gott oder eine Alles-was-ist-Essenz glaubt, die durch alle Dinge fließt. ThetaHealing hat keine religiöse Zugehörigkeit. Ebensowenig sind die Anwendungen spezifisch für Alter, Geschlecht, Rasse, Farbe, Glaubensrichtung oder Religion. Jeder mit einem reinen Glauben an Gott oder die Schöpfungsenergie kann die Äste des ThetaHealing-Baumes nutzen. Ich erkenne, dass der Schöpfer viele verschiedene Namen hat: Gott, Lebenskraft, Allah, Schöpfer von Allem was Ist, Göttin, Jesus, Heiliger Geist, Quelle und Jahwe.

Obschon ich diese Informationen mit dir teile, akzeptiere ich die Verantwortung für die Veränderungen, die sich vielleicht daraus ergeben, nicht. Die Verantwortung liegt bei dir, eine Verantwortung, die du annimmst, wenn du erkennst, dass du die Macht hast, dein Leben wie auch das Leben anderer zu verändern.

HINWEIS FÜR DEN LESER

Während meinen vielen Jahren, in denen ich ThetaHealing Unterrichte, erkannte ich Unregelmäßigkeiten in der Art und Weise, wie einige Studenten nach dem Grund- oder Schlüsselglaubenssatz in einer Sitzung graben.

Einige Studenten haben möglicherweise schlechte Angewohnheiten entwickelt, da sie von frühen ThetaHealing-Lehrern unterrichtet wurden, welche den falschen Weg des Grabens verstanden (oder erschaffen) haben, ebenso wurde einigen Studenten die Anwendung des Grabens von ihrem Lehrer nicht beigebracht. Einige Studenten haben Downloads von negativen Glaubenssätzen oder während einer Sitzung einfach nur Downloads langer Listen von Glaubenssätzen gemacht, während andere Glaubensarbeit, aber keine Downloads durchgeführt haben. Einige Anwender machten gute Glaubensarbeit, aber dies war nicht so effektiv, wie es hätte sein können, und so brauchten ihre Klienten mehr Sitzungen, als nötig gewesen wären, um zu heilen. Einige Studenten haben die Erklärungen zum Graben im Basis- und Aufbaubuch nicht gelesen.

Das Graben ist eine der wichtigsten Techniken in ThetaHealing, jedoch kamen jedes Jahr Studenten mit schlechten Angewohnheiten in meine Lehrerseminare. Das Seminar „Grabe Tiefer" wurde gestaltet, um ihnen zu helfen schnell und effektiv nach Glaubenssätzen zu graben. Dieses Buch ist das Ergebnis daraus.

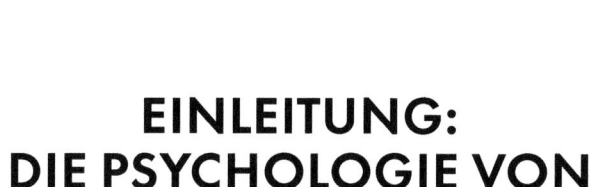

EINLEITUNG:
DIE PSYCHOLOGIE VON
THETAHEALING

Es wurden schon Bände von Überzeugungen, Emotionen und emotionalen Zuständen wie auch viele Theorien, wie diese erschaffen werden, geschrieben. Die meisten davon wollen erklären, *wie* sie aus psychologischer, physiologischer, philosophischer, neurologischer, soziologischer, endokrinologischer und psychotherapeutischer Sicht funktionieren. Die Frage, die sich alle stellen, ist: „Wie definieren wir ein Gefühl, einen Glaubenssatz oder eine Emotion? Wo und wie existiert es im Gehirn und was ist es?"

In der modernen Wissenschaft sind viele dieser Konzepte über Emotionen und Überzeugungen in ihrer Essenz Lernprozesse theoretischer Spekulationen, bei denen eine Idee auf der anderen aufbaut. Für einige Psychologen ist ein Gefühl eine subjektive Erfahrung, die das Ergebnis eines emotionalen Zustandes darstellt. Wir können das Ergebnis eines emotionalen

Zustandes durch verbale und physikalische Reaktionen sehen, können aber nicht *mechanisch* sehen, wie sie gebildet werden – außer wir nehmen eine Gehirnstrommessung, um die Gehirnwellen zu untersuchen, und seit Neuestem eine Computertomografie (CT) vor. Wir können jedoch vermuten, dass Emotionen mittels chemischer und elektrischer Botschaften durch den Körper, das Kreislaufsystem und das neurologische System geschickt werden.

Einige Psychologen stützen die These, dass unsere emotionalen Zustände hauptsächlich biologisch gesteuerte Antworten auf soziale und umweltbedingte Faktoren sind. Anhand dieser Theorien gibt es sechs grundliegende Emotionen: Ärger, Ekel, Angst, Freude, Traurigkeit und Überraschung. Diese grundliegenden Emotionen vermischen sich, um so komplexere Emotionen zu schaffen. Ein gutes Beispiel hierfür ist, wenn du gleichzeitig das Gefühl von Ärger und Ekel erlebst, mischen sich dann diese Emotionen zu einem Gefühl der Verachtung. (Bitte verstehe, dass diese Konzepte oder zumindest Teile davon Theorien in Bezug auf Emotionen sind.)

Das Ganze erklärt jedoch nicht, *warum* wir einen bestimmten Glaubenssatz (oder eine Überzeugung) schaffen oder warum uns einer weitergegeben wurde. Ist ein Glaubenssatz ein emotionaler Zustand? Wo im Gehirn befindet er sich? Wie wird er gebildet? Warum entwickelt eine Person einen bestimmten Glaubenssatz und nicht einen anderen?

Eines scheint sicher zu sein: Glaubenssätze (Überzeugungen) sind mentale Objekte, die tief in unserem Gehirn eingebunden sind und wie Erinnerungen können sie sich in positive oder negative Zustände verfestigen. Darum ist die nächste Frage: Wie erkennen wir unsere Glaubenssätze und wie können sie – wenn nötig – verändert werden? Hass, Vorurteile und Diskriminierung sind nur einige Beispiele negativer Glaubenssätze, die sich in etwas festigen können, was über eine Emotion hinausgeht, und zugleich eine Quelle negativer Emotionen. Im Gegensatz haben Glaubenssätze in Bezug auf Gebete, Meditation, Liebe, Großzügigkeit etc. eine Tendenz, positive Emotionen und Gefühle zu erschaffen. Einige Wissenschaftler spekulieren, dass sich Glaubenssätze auf dieselbe Weise festigen, wie die Erinnerung das Gehirn formt. Aber wenn sie gefestigt sind, wie können sie geändert werden?

Kathleen Taylor, eine Neurowissenschaftlerin an der Oxford Universität, sagt: „Wenn du sie veränderst [die Glaubenssätze/ Überzeugungen]… werden sie leicht geschwächt werden. Wenn dies mit einer starken Bestärkung eines neuen Glaubenssatzes geschieht, dann bekommst du eine Veränderung des Schwerpunktes von einem Glaubenssatz zum andern."[1]

GLAUBENSSÄTZE – EIN PORTAL ZUM UNTERBEWUSSTSEIN

Glaubensarbeit und **Graben** sind wichtige Teile von ThetaHealing und können vom **psychologischem**

Standpunkt aus einfach als eine Möglichkeit verstanden werden, direkt ein Portal ins Unterbewusstsein zu öffnen, um Veränderung zu erschaffen. Das Beobachten von Menschen bei Glaubensarbeitssitzungen erweckt den Anschein, dass es zumindest bei einigen Menschen eine Schutzblase rund um den Ozean des Unterbewusstseins gibt. Dieser Schutzschild wurde in einem natürlichen Prozess geschaffen, sodass die Festplatte des Unterbewusstseins uns vor Schmerz abschirmen kann – oder vor dem, was es als schmerzhaft für uns wahrnimmt –, sollten wir versuchen, die Glaubenssätze (oder die **Programme**), die wir in unserem Leben geschaffen haben, zu verändern.

Das Gehirn funktioniert wie ein biologischer Supercomputer, es greift auf Informationen zu und antwortet. Wie wir auf eine Erfahrung reagieren, hängt von den Informationen ab, die dem Unterbewusstsein gegeben wurden und wie diese angenommen und interpretiert werden. Wenn ein Glaubenssatz durch den Geist als „real" akzeptiert wurde, erweist er sich als Programm und wird auf der Festplatte des Unterbewusstseins gespeichert. Wie bei Computern nennt ThetaHealing Glaubenssätze auch „Programme", da die Festplatte des Unterbewusstseins diese Glaubenssätze oder Programme unabhängig davon, ob sie negativ oder positiv sind, „ausführt".

Ein Programm kann zu unserem Vorteil oder Nachteil sein, abhängig davon, was es ist und wie wir darauf reagieren. Wenn wir beispielsweise mit dem versteckten Programm leben, das „Ich kann nicht erfolgreich sein" besagt, resultiert daraus womöglich, dass wir sogar nach Jahren des Erfolgs alles verlieren oder in selbstzerstörerisches Verhalten verfallen. Da das Programm unterbewusst ist, wird es weiterhin selbstsabotierend sein. Diese Programme, die wahrscheinlich in der Kindheit geformt wurden, liegen tief in unserem Unterbewusstsein und warten auf die Möglichkeit, sich in der Realität geltend zu machen.

Dies ist auch der Grund, weshalb wir während unseres Lebens lernen und wachsen, viele von uns denken, dass Veränderung und Wachstum nicht unsere Freunde sind. Wenn wir Kinder sind, lehrt uns die Erfahrung, dass Veränderung schmerzhaft sein kann, manchmal sogar gefährlich. Traumatische Erlebnisse in der Kindheit – vielleicht entstanden durch Schulwechsel, Scheidung, Tod oder aus anderen Gründen – schaffen eine Schutzblase rund um unser Unterbewusstsein, um uns auf diese Art und Weise von Schmerzen zu isolieren. Während wir älter werden, werden Veränderung und Wachstum (so wie sie durch die westliche Denkweise wahrgenommen werden) ebenfalls als schmerzhaft wahrgenommen. Ereignisse wie der Verlust einer Arbeitsstelle, das Wechseln des Arbeitsplatzes, das Beenden von Beziehungen oder der Alterungsprozess des Körpers können ebenfalls auslösen, dass unsere Wahrnehmung von Veränderung zunehmend negativer wird. Während das Unterbewusstsein diese gelernten Verhaltensweisen – die manchmal vielleicht nicht zu unserem Vorteil sind – verinnerlicht, weiß es, dass es Monster in der Tiefe gibt, und einige dieser Verhaltensweisen könnten schmerzhaft sein, wenn sie direkt damit in Berührung kommen oder versucht wird, diese positiv zu verändern – und so bleibt diese Schutzblase intakt. Je älter wir werden, desto schwieriger wird es, Veränderungen vorzunehmen, die womöglich schmerzhaft für uns sind, und so werden diese Schutzschichten immer dicker und dicker. Glaubensarbeit ist eine Art, durch diese Schichten der Blase des Unterbewusstseins durchzustechen und Veränderung ohne Schmerzen zu erschaffen.

Glaubensarbeit befähigt uns, negative Programme zu entfernen und durch positive, nützliche, Programme zu ersetzen, nämlich durch die Wahrnehmung, dass Veränderung durch die mächtigste Kraft im Universum, durch die Energie von subatomaren Partikeln, geschehen kann. Wie diese Essenz wahrgenommen werden kann, hängt vom Individuum ab. Einige Menschen nennen diese Essenz „Gott", andere nehmen sie womöglich wissenschaftlich wahr. So oder so gibt es einen Fokus darauf, konkrete Veränderung in unseren Leben zu erschaffen. In diesem Prozess wird ein Glaubenssatz, der sowohl äußerlich als auch innerlich ist, als mächtiger als jeder andere in unserem Geist akzeptiert.

DER PROZESS, VERÄNDERUNG ZU ERSCHAFFEN

Durch den **Energietest** (siehe Kapitel 2) können wir wahrnehmen, welche Glaubensprogramme im Unterbewusstsein gehalten werden und auf welchen der **vier Glaubensebenen (Kern, genetisch, historisch** und **Seelenebene)**, von welchen wir glauben, dass sie uns innewohnen, sie basieren. Der Energietest ist eine direkte Anwendung – durch Reaktion auf Stimulanz –, um dein eigenes Energiefeld oder das deines

Klienten zu testen, auf eine korrekte Weise festzustellen, ob ein Glaubensprogramm existiert und um dies *bewusst* zu machen. Das Glaubensprogramm kann dann entlassen und ein neues kann an seinen Platz heruntergeladen werden. Mit anderen Worten, der Klient *glaubt*, das Glaubensprogramm wurde entlassen, und nun ist ein neues Programm an dessen Platz.

Energietests sind nützlich für die, die gerade anfangen, Glaubensarbeit zu nutzen, und für Klienten die eine „Bestätigung" brauchen, dass etwas passiert ist. Wenn du jedoch mit der Interaktion, nach dem Grund- oder Schlüsselglaubenssatz (welche in den nächsten Kapiteln im Detail angeschaut werden) zu graben, vertrauter wirst, wirst du diesen mechanischen Energietest nicht mehr nutzen, um jeden Glaubenssatz zu testen, da der Klient im Interaktionsprozess intuitive Quantensprünge machen wird.

Am wichtigsten ist, dass uns das Werkzeug des Energietests lehrt, dass wir auf das Unterbewusstsein ohne Schmerz zugreifen können und Veränderungen darin machen können. Wenn ausreichend viele Programme verändert wurden, lernt der Geist, dass er uns nicht beschützen muss, und schließlich bekommen wir den direkten Zugang zu unserem Unterbewusstsein. An diesem Punkt können wir beginnen, ohne durch den Energietest spontane Veränderungen zu erreichen. Viele weitere Veränderungen, die benötigt werden, kommen über Träume in unser Unterbewusstsein und öffnen sich dann in unserem Bewusstsein, während wir unser tägliches Leben leben. Wir stellen fest, dass Veränderungen womöglich noch immer schwierig sind, aber nicht mehr so überwältigend, dass wir uns davor fürchten. An diesem Punkt machen wir automatisch Glaubensarbeit an uns, wir erschaffen spontane Veränderungen in uns selbst, welche sich dann in die materiellen Aspekte unseres Lebens manifestieren.

Um Glaubenssätze zu verändern, muss sich das Unterbewusstsein allerdings wohlfühlen, um sie loszulassen. Die vier Glaubensebenen sind eine Möglichkeit, die Tür ins Unterbewusstsein zu öffnen und Veränderung bei Programmen zu erschaffen, die sonst womöglich dort bleiben würden. Das liegt daran, dass das Unterbewusstsein, wenn es die Idee der vier Glaubensebenen einmal akzeptiert, eine Struktur gibt, in der es Veränderung und Wachstum manifestieren kann.

Die Gefühlsarbeit ist ein Vorschlag für das Unterbewusstsein, dass es womöglich Gefühle gibt, die es noch nicht erfahren oder in der Vergangenheit aus irgendeinem Grund abgelehnt hat. Es wird auch vorgeschlagen, dass diese Gefühle vom Göttlichen heruntergeladen werden können; da dieser Vorschlag aus einem göttlichen Ort kommt, wird das Unterbewusstsein den **Gefühlsdownload**, der ihm angeboten wird, eher **akzeptieren** und somit dem Unterbewusstsein erlauben, eine positive Veränderung zu erreichen.

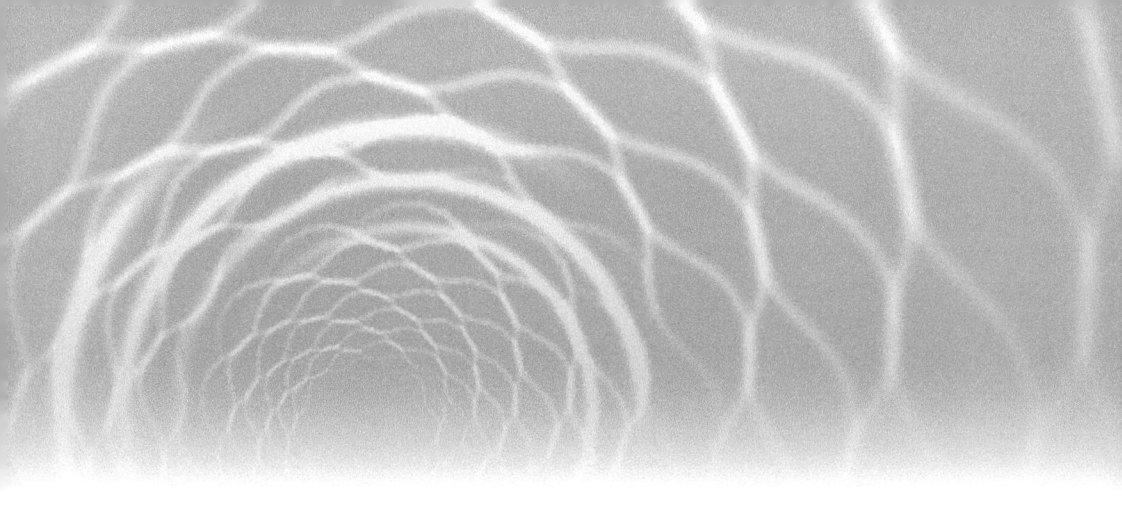

Kapitel 1

DIE THETA-TECHNIK

Wie in der Einleitung beschrieben, ist Glaubensarbeit wichtig, um jegliche Glaubensprogramme, die uns davon abhalten, zu heilen oder voranzuschreiten, in unsere bewusste Wahrnehmung zu holen. Wenn du nach Glaubenssätzen gräbst, nutzt du eine Technik, die dich in die Theta-Gehirnwelle bringt, und solltest du das erste Mal mit ThetaHealing zu tun haben, findest du dieses Kapitel womöglich nützlich, um einen Überblick über die verschiedenen Anwendungen der Theta-Technik zu bekommen.

Die grundliegende Heilung und **Reading**-Technik von ThetaHealing sind wirklich sehr einfach nachzuvollziehen. Jedoch ist *der Modus Operandi* dieser Anwendungen Visualisierung, welche womöglich bei dir nicht einfach so vorhanden ist, daher ist es eine gute Idee, die Techniken in diesem Kapitel etwas zu üben, bevor du mit Glaubensarbeit beginnst. Wir haben jedoch festgestellt, dass jeder zu visualisieren lernen kann, und wenn du den Anleitungen in deinem eigenen Tempo folgst, wirst du geschickt darin.

DER THETAHEALING-BAUM

Heilungen und Readings basieren auf der Kraft der Verbindung zum Schöpfer und auf fokussierten Gedanken. Um diese Verbindung zu haben und deine Gedanken zu fokussieren, musst du zuerst deine intuitiven Fähigkeiten erkennen. Dann lerne alles, was du kannst, über dein innewohnendes Potenzial, um den Prozess zu verstehen.

Die folgenden Ausdrücke beziehen sich auf die ersten „Äste" des ThetaHealing-Baumes, wir gehen hoch und „suchen Gott":

- Die Macht von Worten und Gedanken

- Gehirnwellen

- Übersinnliche Sinne und Chakren

- Freier Wille, das Miterschaffen

- Die Anweisung oder das Erbitten (die Anweisung ist für dein Unterbewusstsein, die Bitte für den Schöpfer)

- Die Macht der Beobachtung, Visualisierung und der Zeuge sein

- Der Schöpfer von Allem was Ist, der **Siebten Ebene der Existenz**

THETA-GEISTESZUSTAND

Der nächste Teil des Prozesses besteht darin, zu verstehen, wie du den **Theta-Geisteszustand** nutzen kannst, um für Glaubensarbeit bereit zu sein. Es gibt fünf verschiedene Gehirnwellen: Beta, Alpha, Theta, Delta und Gamma. Diese Gehirnwellen sind in ständiger Bewegung, da das Gehirn fortwährend Wellen in allen Frequenzen schafft. Alles, was wir machen und sagen, wird durch unsere Gehirnwellen reguliert.

Eine **Theta-Gehirnwelle** ist ein tiefer Entspannungszustand, ein Traumzustand, der immer kreativ und inspirierend und durch spirituelle Wahrnehmungen gekennzeichnet ist. Wir glauben, dieser Zustand erlaubt uns, auf das Unterbewusstsein zuzugreifen, und öffnet einen direkten Kommunikationskanal zum Göttlichen.

Ich glaube, wenn wir meditieren und das Wort „Schöpfer" sagen, sind wir fähig, eine bewusste Theta-Gehirnwelle zu halten. In diesem bewussten Theta-Gehirnwellenzustand, so glaube ich, können wir alles erschaffen, unsere Realität spontan verändern und unser Bewusstsein über diesen sterblichen Körper hinauszuschicken, um sich mit der Siebten Ebene der Existenz mit der Alles-was- Ist-Energie zu verbinden, die in allen Dingen des Universums innewohnt. Viele Studien[2] haben gezeigt, dass der Heiler und die Person, die in Behandlung ist, in eine Theta-Delta-Frequenz wechseln, was auch die visionären Erfahrungen einiger Heiler erklären könnte.

Also, bevor du beginnst, nach Glaubenssätzen zu graben – sei es für dich selbst oder für Klienten – nutze die folgende Meditation zu der Alles was Ist Energie der Siebten Ebene der Existenz. Diese wird Türen in deinem Geist öffnen und dich mit der reinsten Essenz der Alles was Ist Energie verbinden. Diese mentale Straßenkarte wird die Neuronen in deinem Gehirn stimulieren und dich mit der Schöpfungsenergie verbinden.

STRASSENKARTE ZU ALLEM WAS IST MEDITATION (AUSGEDEHNTE VERSION)

In dieser Meditation, welche eine ausgedehnte Version von der ist, die im Buch *Ebenen der Existenz* zu finden ist, gehst du auf eine Reise, um den Schöpfer selbst in dir zu finden, der die höchste Intelligenz und perfekte Liebe ist, und gleichzeitig reist du zum kosmischen Bewusstsein.

1. Beginne, indem du dein Bewusstsein hinunter ins Zentrum von Mutter Erde schickst, in die Energie von Allem was Ist.

2. Bring die Energie von Allem was Ist durch deine Füße hoch in deinen Körper.

3. Bringe die Energie hoch durch alle deine sieben Chakren, dann hoch und hinaus durch die Spitze deines Kopfes. Stelle dir diese Energie als einen wunderschönen Lichtball vor und sehe dich selbst in ihm. Nimm dir Zeit, seine Farbe zu erkennen.

4. Projiziere dein Bewusstsein hinaus, an den Sternen vorbei und stelle dir vor, wie du hoch gehst durch das Universum hindurch.

5. Stelle dir vor, wie du in das Licht über dem Universum gehst, es ist ein großes, wunderschönes Licht. Stelle dir vor, wie du hoch gehst durch dieses Licht und du wirst ein weiteres helles Licht sehen und ein weiteres und ein weiteres. Es sind viele helle Lichtschichten, gehe einfach immer weiter.

6. Zwischen den Lichtern ist immer ein bisschen dunkles Licht, aber dies ist nur eine Schicht vor der nächsten Lichtschicht, also gehe weiter.

7. Schließlich kommst du zu einem großartigen, großen, hellen goldenen Licht. Gehe durch dieses hindurch. Wenn du hindurch gegangen bist, siehst du eine Energie, die zuerst dunkler erscheint – eine dichte, geleeartige Substanz, die aus allen Regenbogenfarben besteht. Du siehst, wie sie die Farbe verändert – hier residieren die Gesetze und hier siehst du verschiedenste Farben und Formen. In der Ferne siehst du ein weißes irisierendes Licht, es schimmert weiß-blau wie eine Perle. Gehe auf dieses Licht zu. Vermeide das

tiefblaue Licht, denn dies ist das Gesetz des Magnetismus. Es ist möglich, sich von den Essenzen der Gesetze hinreißen zu lassen, gehe darum weiter zum nächsten Licht.

8. Während du näher zum weißen, irisierenden Licht kommst, wirst du einen pinken Nebel wahrnehmen. Dies ist das Gesetz des Mitgefühls. Es wird dich an einen besonderen Ort bringen, auf die Siebte Ebene der Existenz. Du siehst womöglich, dass das irisierende Licht die Form eines Rechtecks hat wie ein Fenster. Dies ist die Öffnung zur Siebten Ebene der Existenz.

9. Gehe nun durch diese Öffnung. Gehe tief hinein. Du wirst in einem weißen, glitzerndem Licht sein. Womöglich glitzert das Licht erst in perlmutartigem Blau und Pink, doch mehrheitlich ist es ein leuchtendes schneeweißes Licht. Fühle, wie es durch deinen Körper fließt. Es fühlt sich leicht an, hat aber dennoch Essenz. Du kannst fühlen, wie es durch dich hindurchfließt, es ist, als würdest du keine Trennung zwischen deinem Körper und diesem Licht fühlen. Du wirst zum Schöpfer von Allem was Ist, der höchsten Intelligenz und Liebe. Keine Angst, dein Körper wird nicht sich nicht auflösen, sondern perfekt und gesund werden. Erinnere dich, hier gibt es nur Energie, keine Menschen oder Dinge, wenn du also Menschen siehst, gehe höher. Von diesem Ort aus kann der Schöpfer von Allem was Ist Heilungen vollbringen, die spontan geschehen, und du kannst in allen Aspekten deines Lebens erschaffen.

Sobald du das Verständnis für diese Meditation erworben und dich an die Anwendung gewöhnt hast, bist du bereit, die Anwendungen des Readings und der Heilung zu nutzen, welche nachfolgend beschrieben sind, um zu entlassen, zu ersetzen und nach den Glaubenssätzen zu graben. Die beiden Beschreibungen von Heilungen und Readings sind verkürzte Versionen aus dem Buch *ThetaHealing*.

READING: INTUITIVE LESUNG

Die Anwendung des Readings ist ein Mittel für einen Heiler, sein Bewusstsein in den Raum einer anderen Person zu schicken, um einen Körper-Scan zu machen. Das Reading ist einfach:

1. Zentriere dich.

2. Beginne, indem du dein Bewusstsein hinunter ins Zentrum von Mutter Erde schickst, in die Energie von Allem was Ist.

3. Bringe die Energie von Allem was Ist nun durch deine Füße hoch, in deinen Körper und hoch durch alle deine Chakren.

4. Gehe durch dein Kronenchakra hinaus und projiziere dein Bewusstsein hinauf, an den Sternen vorbei ins Universum.

5. Gehe über das Universum hinaus, durch Schichten von Licht, durch ein goldenes Licht, durch die geleeartige Substanz,

die die Gesetze sind, in ein perlmuttartiges, schimmerndes weißes Licht, in die Siebte Ebene der Existenz.

6. Gib die Anweisung oder erbitte „Schöpfer von Allem was Ist, es ist angewiesen oder erbittet das Reading von [*nenne den Namen der Person*] zu bezeugen. Danke. Es ist vollbracht. Es ist vollbracht. Es ist vollbracht."

7. Gehe in den Raum des Klienten.

8. Stelle dir vor, wie du in ihren Körper gehst, um ein Licht einzuschalten.

9. Wenn irgendein Teil des Körpers nicht aufleuchtet, wenn du hindurch gehst, könnte in dem Bereich ein Problem sein.

10. Sobald du fertig bist, dusche dich in der Energie der Siebten Ebene der Existenz ab und bleibe mit ihr verbunden.

Der nächste Schritt im Reading ist die Heilung.

HEILUNG

Der Schöpfer von Allem was Ist ist der Heiler und du bist nur der Beobachter, der sie bezeugt. Die Heilung ist einfach:

1. Zentriere dich.

2. Beginne, indem du dein Bewusstsein hinunter ins Zentrum von Mutter Erde schickst, in die Energie von Allem was Ist.

3. Bring die Energie von Allem was Ist nun durch deine Füße hoch, in deinen Körper und hoch durch alle deine Chakren.

4. Gehe durch dein Kronenchakra hinaus und projiziere dein Bewusstsein hinauf, an den Sternen vorbei ins Universum.

5. Gehe über das Universum hinaus, durch Schichten von Licht, durch ein goldenes Licht, durch die geleeartige Substanz, die die Gesetze sind, in ein perlmuttartiges, schimmerndes weißes Licht, in die Siebte Ebene der Existenz.

6. Gib die Anweisung oder erbitte „Schöpfer von Allem was Ist, es ist angewiesen oder erbittet eine Heilung von [*nenne den Namen der Person*] zu bezeugen. Danke. Es ist vollbracht. Es ist vollbracht. Es ist vollbracht."

7. Gehe in den Raum der Person und bezeuge, wie der Schöpfer die Person heilt.

8. Bleibe im Problembereich, bis die Heilenergie fertig ist.

9. Sobald du fertig bist, dusche dich in der Energie der Siebten Ebene der Existenz ab und bleibe mit ihr verbunden.

Damit die Heilung geschehen kann, muss der Empfänger selbst wollen, dass er eine gesundheitliche Verbesserung erfährt, und der Heiler muss *daran glauben*, dass es möglich ist. Wenn die Person nicht geheilt werden möchte oder glaubt, dass es unmöglich sei, kann die Heiltechnik auf eine andere Weise genutzt werden, nämlich, um Glaubenssätze zu verändern.

—

**Glaubensarbeit befähigt uns,
negative Programme aufzulösen und
mit positiven, vorteilhaften Programmen
vom Schöpfer von Allem was Ist zu ersetzen.**

—

GLAUBENSARBEIT

Glaubensarbeit ist das Herzstück von ThetaHealing und eine Möglichkeit, nach dem Grund- oder Schlüsselglaubenssatz zu graben, um einschränkende Glaubenssätze, welche Programme im Unterbewusstsein geworden sind, zu verändern.

Programme und Glaubensebenen

Wird ein Glaubenssatz als „Tatsache" durch Körper, Geist oder die Seele akzeptiert, wird er zu einem Programm. Diese Programme können zu deinem Vor- oder Nachteil sein – abhängig davon, welche Programme es sind und wie du darauf reagierst. ThetaHealing unterrichtet, dass es vier Glaubensebenen gibt, in welchen Glaubensprogramme gehalten werden (Kern, genetisch, historisch und Seelenebene), die du als Hilfsmittel nutzen kannst, um Programme in deiner Glaubensarbeitssitzung aufzulösen und zu ersetzen.

Kern-Glaubensebene

Kern-Glaubenssätze sind, was du in diesem Leben gelernt und in der Kindheit akzeptiert hast. Diese Glaubenssätze sind Teil von dir geworden und ihre Energie wird im Frontallappen des Gehirns gehalten.

Genetische Glaubenssätze

Auf dieser Ebene hast du die Glaubenssätze von deinen Vorfahren geerbt, oder sie wurden deinen Genen in diesem Leben hinzugefügt. Diese Glaubenssätze sind Energien, die im morphogenetischen Feld rund um die physische DNA gehalten werden. Dieses Wissensfeld sagt der Mechanik der DNA was zu tun ist.

Historische Glaubenssätze

Diese Ebene befasst sich mit Erinnerungen an vergangene Leben, tiefe genetische Erinnerungen oder Gruppenbewusstseinserfahrungen, welche wir in die Gegenwart tragen. Diese Erinnerungen tragen wir in unserem Aura-Feld.

Seelenglaubenssätze

Diese Ebene ist alles, was eine Person ist. Dies sind die tiefsten und durchdringendsten von allen Glaubensprogrammen und werden von der Ganzheit des Individuums herausgezogen, anfangend beim Herzchakra auswärts.

Nutze diese vier Glaubensebenen als Richtlinie beim Herausziehen und Ersetzen von Programmen in einer Glaubensarbeitssitzung.

Wie in Kapitel 1 beschrieben, können wir den Energietest nutzen, um Glaubensprogramme auf allen vier Glaubensebenen zu finden (in Kapitel 2 findest du die korrekte Art, den Energietest zu machen). Energietesten ist eine direkte Anwendung, welche du nutzen kannst, um Ja- und Nein-Antworten zu bekommen, um zu bestätigen, ob ein bestimmter Glaubenssatz vorhanden ist oder nicht.

ANWENDUNG, EINEN GLAUBENSSATZ ZU VERÄNDERN

Die nachfolgende Anwendung ist nur ein Beispiel. Die vollständige Anwendung, wie ein Glaubenssatz auf allen vier Ebenen verändert werden kann, ist im Buch *ThetaHealing* beschrieben:

1. Zentriere dich.

2. Beginne, indem du dein Bewusstsein hinunter ins Zentrum von Mutter Erde schickst, in die Energie von Allem was Ist.

3. Bring die Energie von Allem was Ist nun durch deine Füße hoch, in deinen Körper und hoch durch alle deine Chakren.

4. Gehe durch dein Kronenchakra hinaus und projiziere dein Bewusstsein hinauf, an den Sternen vorbei ins Universum.

5. Gehe über das Universum hinaus, durch Schichten von Licht, durch ein goldenes Licht, durch die geleeartige Substanz, die die Gesetze sind, in ein perlmuttartiges, schimmerndes weißes Licht, in die Siebte Ebene der Existenz.

6. Gib die Anweisung oder erbitte „Schöpfer von Allem was Ist, es ist angewiesen oder erbittet, dass das Programm von [*benenne das Programm*] bei [*sage den Namen der Person*], auf allen vier Glaubensebenen herausgezogen und gelöscht ist, auf der historischen Ebene abgeschlossen, und in Gottes Licht geschickt wird und ersetzt wird durch [*das, was Gott dir sagt, dass du es ersetzen sollst*]. Danke. Es ist vollbracht. Es ist vollbracht. Es ist vollbracht.“

7. Bezeuge, wie das Programm und die damit verbundene Energie herausgezogen, gelöscht, auf der historischen Ebene aufgelöst, ins göttliche Licht geschickt wird und ersetzt wird durch [*was Gott dir sagt*] vom Schöpfer.

8. Sobald du fertig bist, spüle dich mit der Energie der Siebten Ebene der Existenz und bleibe mit ihr verbunden.

DAS GRABEN

Das Graben ist das Energietesten des Schlüsselglaubenssatzes, auf welchem alle anderen Glaubenssätze gestapelt sind. In einer Einzelsitzung ist der Anwender der Ermittler und macht den Energietest für die Aussagen des Klienten, um Hinweise auf den Schlüsselglaubenssatz zu finden.

Womöglich findest du es hilfreich, wenn du dir das **Glaubenssystem** wie ein Turm aus Bauklötzen vorstellst. Der unterste Bauklotz ist der Schlüssel- oder Grundglaubenssatz, der alle anderen Glaubenssätze an ihrem Platz hält, als Fundament von allen Programmen, die darüber liegen. Frage immer den Schöpfer: „Welcher Schlüsselglaubenssatz hält dieses Glaubenssystem intakt?" Du kannst dir Stunden an Arbeit sparen, indem du den Schlüsselglaubenssatz suchst und auflöst.

Sobald du den Schlüsselglaubenssatz oder das Schlüssel- programm hast, frage nach oder finde das richtige Ersatz- programm, um es in der Lücke des herausgezogenen oder entfernten Programmes zu installieren. Frage dich selbst oder den Klienten, was du aus dem ersetzten Programm gelernt hast und warum es überhaupt da war. Zu verstehen, warum wir ein Programm hatten, welches nicht in unserem besten Interesse war, hilft uns, zu vermeiden, dieselbe Energie erneut zu erschaffen.

Es ist immer am besten, den Schlüsselglaubenssatz zu finden und vor dem Ende der Sitzung herauszuziehen und zu ersetzen. Zusätzlich stelle sicher, dass du Gefühlsarbeit in deine Glaubensarbeitssitzung einbeziehst, da das Einsetzen von Gefühlen in vielen Fällen das Finden des tiefsten Programmes beschleunigt.

Ermittle den Schlüsselglaubenssatz

Wenn du Glaubensarbeit mit dir selbst oder einem Klienten machst, frage: „Wenn du irgendetwas verändern könntest, was wäre es?" Stelle dann weitere Fragen in Bezug auf das betreffende Thema, bis du das spezifische oder tiefste Thema erreicht hast. Wenn du mit Klienten arbeitest, wirst du wissen, wann du dem Schlüsselglaubenssatz der Person nahe bist, wenn sie verbal defensiv wird, herumzappelt oder in einem unterbewussten Versuch, am Programm festzuhalten, zu weinen beginnt. Ziehe das Thema heraus, lösche es, löse es auf und ersetze es nach Bedarf auf allen Glaubensebenen, wo du es gefunden hast.

Die Schlüsselfragen hierbei sind:

- Wer?

- Was?

- Wo?

- Warum?

- Wieso?

- Wie?

Wenn du mit Klienten arbeitest, solltest du es vermeiden, deine eigenen Programme oder Gefühle in den Ermittlungsprozess einzubringen. Aus diesem Grund bleibe immer fest mit der Perspektive des Schöpfers, der Siebten Ebene, verbunden, wenn du dich mit deinen intuitiven Fähigkeiten im „Raum" einer anderen Person befindest. Wenn du dies machst, bekommst du ein klares Bild von der Person. In einigen Fällen wird der Klient sich im Frage-Antwort-Szenario winden, versuchen, etwas zu verstecken oder dich im Kreis herumführen. Sei geduldig und beharrlich, um das tiefste Programm zu finden. Es könnte nötig sein, den Schöpfer zu fragen: „Was ist das tiefere Programm?"

Wenn der Klient anfängt, sich während einer Glaubens-arbeitssitzung unwohl zu fühlen, entlasse weitere Glaubenssätze, bis das Gefühl weg ist. Mit der Erlaubnis der Person gib ihr den

Download des Gefühls, wie es sich *anfühlt* aus der Perspektive des Schöpfers, sicher zu sein. Setze die Sitzung fort, bis sich die Person wohlfühlt und eine friedliche Haltung hat. In den meisten Fällen muss zuerst gegraben werden, bevor Gefühle eingesetzt oder Programme aufgelöst werden können. Das erste, was wir verstehen sollten, ist, welche neuronale Verbindung wir verändern sollten.

Warum graben wir nach Glaubenssätzen

Das Graben bringt uns zu der Erkenntnis, was verändert werden sollte. Sobald du die Synapsen veränderst, solltest du sicherstellen, dass du alle zusammenhängenden Muster veränderst, welche womöglich für das neue Konzept störend sein könnten. Denk daran, dass Glaubenssätze der historischen und genetischen Ebene womöglich ebenfalls das Einsetzen eines Glaubenssatzes blockieren können.

Das Graben bedeutet nicht nur, den Schöpfer zu fragen, was verändert werden sollte und nichts weiter, sondern beinhaltet Selbstentdeckung oder Besprechung, denn die einfache Handlung des Beredens eines Themas wird tatsächlich die Programme ans Licht des Bewusstseins bringen, sodass sie spontan aufgelöst werden können. Wenn du zum Beispiel das Gefühl und Wissen, wie du freudvoll leben kannst, einsetzt, werden die Rezeptorzellen des Körpers sich für die Freude öffnen – und wenn du mit einem Klienten arbeitest, sollte er von diesem Moment an anders handeln.

—

**Der springende Punkt beim Graben ist,
sich nicht zu sehr an die Idee,
das Gehirn neu zu programmieren,
zu klammern, da das Unterbewusstsein
sonst womöglich versucht, das neue
Programm durch das alte zu ersetzen.**

—

Wenn du einem neuen Programm begegnest, wirst du den Schöpfer einfach bitten, es aufzulösen, zu ersetzen oder einige Aspekte daraus zu löschen. Wir werden die Methoden des Grabens im Detail in den nachfolgenden Kapiteln noch besprechen, aber ersetze niemals Programme ohne das richtige Urteilsvermögen. Was vielleicht anfangs als negativer Glaubenssatz erscheint, könnte womöglich ein vorteilhafter sein und sollte nicht einfach so aufgelöst werden.

Diese Anwendung ist einfach. Alles, was du machen musst, ist, die Schlüsselfragen zu stellen: *Wer? Was? Wo? Warum? Wie?* Der Geist beginnt dann danach zu graben, wird auf Informationen wie ein Computer zugreifen und auf jede Frage eine Antwort geben. Denke daran, wenn du beim Antwort geben festhängst oder dies auf deinen Klienten zutrifft, ist dies nur temporär. Verändere die Fragestellung von Warum zu Wie etc., bis sich die Antwort zeigt. Wenn es keine Antwort gibt, frage: „Wenn du die Antwort kennen würdest, was wäre sie?"

Mit ein wenig Übung wirst du lernen, wie du auf die Fähigkeit deines Geistes, Antworten zu finden, zugreifen kannst. Sei in der Anwendung der Glaubensarbeit jederzeit offen für göttliche Einmischungen und dafür, dass der Schöpfer dir den Schlüsselglaubenssatz geben könnte. Denke daran, es gibt generell einen positiven Aspekt für alle Schlüsselglaubenssätze, stelle darum sicher, dass du herausfindest, welchem Zweck der Glaubenssatz gedient hat und was daraus gelernt wurde. Glaubenssätze wie zum Beispiel „Wenn ich übergewichtig bin, sind meine Gefühle sicher" oder „Wenn ich übergewichtig bin, bleiben meine tiefsten Gefühle verborgen" sind der Geist, der sein Bestes dafür gibt, uns vor Schmerz zu schützen.

GEFÜHLSARBEIT

Durch Traumata in der Kindheit oder im späteren Leben könnte es sein, dass einige Menschen die Energie von gewissen Gefühlen nie erfahren (oder die Fähigkeit zu fühlen verlieren. Um Gefühle zu haben wie beispielsweise sich zu freuen, zu lieben oder geliebt zu werden, um zu wissen, wie es *sich anfühlt*, reich zu sein, oder für andere unbekannte Gefühle müssen wir uns vom Schöpfer zeigen lassen, wie sich das Gefühl „anfühlt". Dies ist auch der Grund, warum einige Manifestationen nicht zustande kommen, denn um zu manifestieren, was wir wollen – einen Seelenpartner, Wohlstand etc. –, müssen wir zuerst *erfahren*, wie es sich anfühlt, diese Dinge zu haben. Mit anderen Worten müssen wir daran glauben, dass diese Möglichkeiten im Universum existieren, damit sich diese Dinge in unserem Leben manifestieren können.

Wie ich im Buch *ThetaHealing* erklärt habe, brauchst du Folgendes, um jemandem einen Download eines Gefühls zu geben:

1. Bitte um verbale Zustimmung für den Download.

2. Gib die Anweisung oder erbitte vom Schöpfer von Allem was Ist, das Gefühl der Siebten Ebene der Existenz in die Person einfließen zu lassen.

Mit ThetaHealing kannst du auch dein eigener Anwender sein und Gefühlsarbeit bei dir selbst machen, indem du dich mit dem Schöpfer verbindest und dem Gefühls-Download erlaubst, durch jede Zelle deines Körpers und durch alle vier Glaubensebenen zu fließen. Sobald du dieses Gefühl erfahren hast, bist du bereit, Veränderung im Leben zu erschaffen.

—

Ich habe gesehen, wie sich viele Leben verändert haben, indem einfach Gefühle vom Schöpfer heruntergeladen wurden.

—

Das, was Menschen womöglich nur in mehrere Leben lernen könnten, kann in Sekunden gelernt werden. Der Schöpfer von Allem was ist kann uns diese Gefühle auf allen Ebenen beibringen, ebenso kann er irrationale Ängste entfernen.

Gefühle herunterladen

Wenn dieses Gefühlswissen heruntergeladen wird, erschafft es ein Bewusstsein, Verständnis und die Einsicht. Diese Gefühle können einen tiefgreifenden Einfluss auf unsere intuitiven Fähigkeiten haben und physisches Wohlbefinden erschaffen.

GEFÜHLSARBEIT

Nutze die folgende Anwendung, um Downloads von Gefühlen zu machen.

1. Zentriere dich.

2. Beginne, indem du dein Bewusstsein hinunter ins Zentrum von Mutter Erde schickst, in die Energie von Allem was Ist.

3. Bring die Energie von Allem was Ist nun durch deine Füße hoch, in deinen Körper und hoch durch alle deine Chakren.

4. Gehe durch dein Kronenchakra hinaus und projiziere dein Bewusstsein hinauf, an den Sternen vorbei ins Universum.

5. Gehe über das Universum hinaus, durch Schichten von Licht, durch ein goldenes Licht, durch die geleeartige Substanz, die die Gesetze sind, in ein perlmuttartiges, schimmerndes weißes Licht, in die Siebte Ebene der Existenz.

6. Gib die Anweisung oder erbitte „Schöpfer von Allem was Ist, es ist angewiesen oder erbittet, das Gefühl von [*benenne das Gefühl*] in [*sage den Namen der Person*], durch jede Zelle seines/ihres Körpers, auf allen vier Glaubensebenen und in jeden Bereich seines/ihres Lebens zum höchsten und besten Wohl heruntergeladen wird. Danke. Es ist vollbracht. Es ist vollbracht. Es ist vollbracht."

7. Bezeuge, wie die Energie des Gefühls in den Raum der anderen Person fließt, und visualisiere, wie das Gefühl vom Schöpfer wie ein Wasserfall durch jede Zelle des Körpers der Person fließt und es auf allen Glaubensebenen installiert (Kern, genetisch, historisch und Seelenebene).

8. Sobald du fertig bist, dusche dich in der Energie der Siebten Ebene der Existenz und bleibe mit ihr verbunden.

Anweisungen, um Gefühle herunterzuladen

Nutze die folgenden Anweisungen um Gefühle vom Schöpfer herunterzuladen.

„Ich verstehe, wie es sich anfühlt …"

„Ich weiß …"

„Ich weiß, wann ...“

„Ich weiß, wie ich mein tägliches Leben lebe ...“

„Ich kenne die Perspektive des Schöpfers von Allem was Ist ...“

„Ich weiß, dass es möglich ist ...“

„Ich bin ...“

„Ich mache ...“

Beispiele von anderen Anweisungen sind:

- Lehre die *Definition von* [*setze das Gefühl ein, welches erfahren werden sollte*] durch den Schöpfer von Allem was Ist der Siebten Ebene der Existenz. Zum Beispiel: Ich kenne die *Definition* des Schöpfers von Allem was Ist von *Vertrauen*.

- Lehre, *wie es sich anfühlt,* zu sein [*setze das Gefühl ein, welches erfahren werden sollte*]. Zum Beispiel: Ich weiß, *wie es sich anfühlt, zu vertrauen.*

- Lehre, *wie es sich anfühlt zu verstehen, wie* [*setze das Gefühl ein, welches erfahren werden sollte*] oder [*setze das Gefühl ein, welches erfahren werden sollte*] *zu sein.* Zum Beispiel: Ich weiß, *wie es sich anfühlt, zu vertrauen oder vertrauenswürdig zu sein.*

- Lehre, *wann* [*setze das Gefühl ein, welches erfahren werden sollte*]. Zum Beispiel: Ich weiß, *wann ich vertraue.*

- Lehre, dass es *möglich ist* [*setze das Gefühl ein, welches erfahren werden sollte*]. Zum Beispiel: Ich weiß, dass es *möglich ist, zu vertrauen.*

- Lehre die *Perspektive* des Schöpfers von Allem was Ist und wie [*setze das Gefühl ein, welches erfahren werden sollte*]. Zum Beispiel: Ich kenne die *Perspektive* des Schöpfers von Allem was Ist und weiß, *wie ich vertraue.*

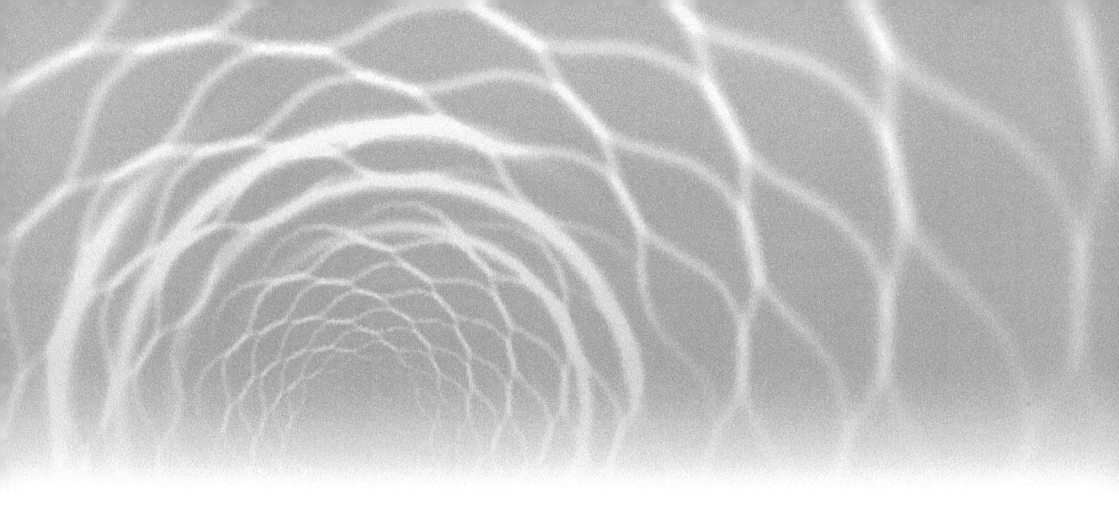

Kapitel 2

ENERGIETESTEN

Hier findest du die korrekte Methode des Energietests. Ich habe schon oft festgestellt, dass Anwender nicht die richtige Methode beim Testen nutzen. Ich hoffe, du findest den nächsten Abschnitt hilfreich, unabhängig davon, ob du ein Anwender bist oder an dir selbst arbeitest.

HYDRIERUNG

Bevor du den Energietest durchführst, stelle sicher, dass du hydriert und energetisch zu gezippt bist bzw. diesen auf den Klienten zutrifft. Früher dachte ich, dass ich mittels Energietest nicht getestet werden könne, jedoch nach sieben Gläsern Wasser konnte ich auf Programme getestet werden. Der Energietest funktioniert nur, wenn du ausreichend hydriert bist. Bist du nicht ausreichend hydriert, könnten dir folgende Punkte helfen:

- Blutdruck, Asthma-Medikamente und Koffein können deinen Flüssigkeitshaushalt beeinflussen, darum trinke Wasser, bevor du eine Sitzung beginnst, dies macht einen großen Unterschied in der Anwendung des Energietests. Für eine optimale Hydrierung kannst du deinem Glas Wasser eine Prise Salz hinzufügen.

- Hast du Wasser getrunken, bist aber noch immer nicht richtig hydriert, dann halte deine Hand auf deine Nieren (welche sich hinten unterhalb der Rippen befinden), um den Körper zur Hydrierung anzuregen.

- Alternativ kannst du auch meinen Lieblingstrick nutzen, indem du hoch zum Schöpfer gehst und darum bittest, für den Energietest hydriert zu sein.

ENERGIETEST-METHODEN

Es gibt zwei Methoden, den Energietest durchzuführen, abhängig davon, ob du mit einem Klienten oder allein arbeitest.

Methode 1

Wenn du ein Anwender bist, lasse den Klienten seinen Daumen und einen Finger fest zusammenhalten und teste „Ja", hierbei halten die Finger fest zusammen, und „Nein", hierbei lassen sich ihre Finger natürlich öffnen.

Wenn du mit dieser Methode den Energietest machst, solltest du beobachtend sein und sicherstellen, dass der Klient seine Finger fest zusammenhält und sie sich nur auf unterbewusste Weise öffnen, als Reaktion auf die getroffene Aussage.

Wenn du an den Fingern des Klienten ziehst, um „Ja" oder „Nein" zu testen, solltest du kräftig ziehen, aber nicht so fest, dass du den Klienten verletzt. Halte den Daumen und Finger des Klienten mit beiden Händen fest und ziehe mit gleichbleibendem Druck, nachdem der Klient den Glaubenssatz laut ausgesprochen hat. Stelle sicher, dass der Klient jeden Glaubenssatz ausspricht, den du testest.

Methode 2

Diese Energietest-Methode kannst du für dich selbst oder mit Klienten nutzen.

Stehe auf mit Blickrichtung Norden. Wenn du „Ja" sagst, sollte sich dein Körper nach vorne lehnen. Wenn du „Nein" sagst, sollte sich dein Körper zurücklehnen. Wenn du dich weder vor noch zurück lehnst, bist du vermutlich zu wenig hydriert (siehe oben).

DER ENERGIETEST SOLLTE DIE SITZUNG NICHT DEFINIEREN

Der Energietest ist ein nützliches Werkzeug – unabhängig davon, ob du ein Anwender bist oder an dir selbst arbeitest. Es ist besser, wenn du dem Schöpfer erlaubst, die Sitzung zu führen. Einige Anwender nutzen den Energietest, um die Sitzung zu definieren, jedoch teste ich in der Glaubensarbeit lediglich am Anfang und am Ende der Sitzung – dazwischen nur drei- bis viermal. Stattdessen erlaube ich mir, mich durch den Schöpfer führen zu lassen.

ENERGIETESTEN, WAS WIR GLAUBEN

Der Energietest testet nur, was wir für wahr halten, darum kannst du damit zum Beispiel nicht genau deine Vitamin- und Mineralienbedürfnisse testen. Wenn wir ein Vitamin brauchen, wird unser Körper danach hungern, da der Körper sich auf natürliche Weise von Substanzen angezogen fühlt, von denen er denkt, dass sie gebraucht werden. Wenn du beispielsweise Lust auf Schokoladenkuchen hast, könnte dir das zeigen, dass du Selen und Serotonin ergänzen solltest. Wenn du Lust auf Twinkies oder Backwaren hast, brauchst du womöglich Kalium, dann solltest du stattdessen Wassermelone essen. Ebenfalls ist der Energietest keine maßgebliche Methode, um herauszufinden, was eine Person braucht oder was vor sich geht.

Die Wahrheit ist, wenn der Körper nicht weiß, was ein Mineral oder Vitamin ist, wird er nicht richtig darauf zu testen sein. Du gehst zum Beispiel in ein Reformhaus, um die Nahrungsmittelergänzungen auszutesten, hier wäre sehr unwahrscheinlich, dass du positiv auf das Mineral Molybdän testen würdest (ein Schwermetall, welches genutzt wird, um Stahllegierungen zu machen). Jedoch wird Molybdän in Nahrungsmittelergänzungen in kleinen Mengen genutzt, um den Körper von Abfallprodukten zu reinigen, welche ein Überschuss an Hefepilz auslöst, dieses Abfallprodukt wird Acetaldehyd genannt.

Eine andere Möglichkeit, dir dies zu erklären, ist durch eine persönliche Geschichte. Ich würde immer positiv darauf testen, dass ich Kalium brauche, da mein Körper Kalium nicht korrekt aufschlüsselt. Ich kann es jedoch nicht als Ergänzung zu mir nehmen, sondern nur, indem ich die richtigen Nahrungsmittel esse – zum Beispiel Bananen.

Darum ist es einfach, mit dem Energietest positiv auf 50 verschiedene Kräuterkombinationen zu testen, jedoch funktionieren Kräuter besser in einfachen Formen – wenn nur ein oder zwei Kräuter gleichzeitig verwendet werden. (Auch bin ich der Meinung, dass Kräuter nicht durchgehend, sondern nur für ein paar Monate verwendet werden sollten.)

Hinzu kommt die Klienten-Anwender-Wechselbeziehung, die die Genauigkeit des Energietests ebenfalls beeinflusst.

Um diese Wechselbeziehung zu demonstrieren, habe ich früher Terpentin in eine Tasse gefüllt und ließ einen meiner Studenten die Tasse halten. Dann machte ich den Energietest, um zu testen, ob der Student die Substanz braucht. Da der Student mir vertraute, testete er tatsächlich positiv mit einer „Ja" Antwort.

Deshalb gewöhne dich daran, zum Schöpfer hochzugehen, um zu fragen, was du brauchst. Und im Falle von Nahrungsergänzungsmitteln und anderen Heilmitteln liegt es in deiner Verantwortung, sicherzustellen, dass sie keine Interaktionen mit anderen Mitteln, die eingenommen werden, haben.

DAS THEMA VERMEIDEN

Arbeitest du mit einem Klienten, bitte ihn, seine Finger fest zusammenzuhalten, wenn du für eine Antwort testest. Sei jedoch vorsichtig, dass du ihre Finger nicht zu fest oder zu sanft ziehst, da dies die Antwort auch verändern kann.

Es ist ebenfalls gut zu wissen, dass einige Menschen versuchen werden, das Thema zu vermeiden, indem sie den Energietest beeinflussen – insbesondere, wenn die Thematik sensibel für sie ist. Darum solltest du den Klienten genau beobachten, um sicherzustellen, dass er nicht versucht, seine Finger selbst zu öffnen oder geschlossen zu halten, um den Energietest zu manipulieren. Sollte dies passieren, mache den Klienten sanft darauf aufmerksam, dass er versucht, das Ergebnis der Sitzung zu beeinflussen, und teste erneut. Sage dem Klienten, er solle seine Finger fest zusammenhalten, wenn du die Antwort testest.

SCHNELLE AUGENBEWEGUNG

Wenn du mit einem Klienten arbeitest, halte deine Augen entspannt und erlaube ihnen, sich auf natürliche Weise zu bewegen, als hättest du einen Traum. Es ist nicht nötig, eine schnelle Augenbewegung mit zurückrollenden Augen zu haben, um in den Theta-Zustand zu gelangen und jemandes Glaubenssätze zu verändern, eine solche Augenbewegung kann beim Klienten auch ein Gefühl des Unwohlseins auslösen.

OFFENE AUGEN, GESCHLOSSENE AUGEN

Einige Klienten testen durch die unterschiedlichen Gehirnfunktionen anders, wenn ihre Augen offen sind. Sind die Augen geschlossen, ist die Person entspannter und mit ihrem Unterbewusstsein verbunden. Sind die Augen offen, ist die Person im Kampfmodus. Du kannst dem Klienten Downloads geben, wenn seine Augen geöffnet sind, aber bitte ihn, seine Augen zu schliessen, wenn du einen Glaubenssatz mit dem Energietest testest.

Um festzustellen, ob du den Schlüsselglaubenssatz oder das Programm geklärt hast, testest du den Klienten, während er seine Augen geschlossen hält. Frage den Schöpfer nach dem Schlüsselglaubenssatz und entferne das Programm. Teste danach den Klienten mit seinen geöffneten und geschlossenen Augen.

Unabhängig davon, welche der beiden Methoden des Energietests du nutzt, kannst du nur korrekt testen, wenn der Getestete seine Augen geschlossen hat.

ENERGIE-BLASE: DAS ENERGIEFELD ÜBERKREUZEN

Es ist hilfreich zu verstehen, dass unsere „Energie-Blase" oder das „Aura-Feld" unseres Körpers sehr sensibel sind. Wir alle haben ein elektromagnetisches Feld um uns herum und sind empfindlich, wenn jemand in dieses Feld eindringt. Wenn du mit deinen Klienten arbeitest, achte darauf, dass deine Körperbewegungen das Energiefeld des Klienten nicht beeinträchtigen, indem du sein Energiefeld über die Körpermitte hinaus auf irgendeine Weise überkreuzt, da dies Einfluss auf die Glaubensarbeitssitzung haben könnte.

Darum ist es am besten, versetzt oder direkt gegenüber vom Klienten zu sitzen, da du auf diese Weise das Aura-Feld des Klienten nicht störst, wenn du den Energietest machst. Du solltest das Aura-Feld des Klienten ebenfalls mit deiner Hand „zuzippen", in einer fliessenden rauf-und-runter Bewegung vor dem Klienten, um jegliche Öffnungen in seinem Raum zu reparieren.

PROGRAMME LAUT AUSSPRECHEN

Egal, ob du an dir selbst oder mit einem Klienten arbeitest, kannst du nicht richtig testen, ohne jedes Glaubensprogramm, das du testen möchtest, verbal laut auszusprechen. Ebenfalls kannst du nicht testen, indem du den Glaubenssatz einfach nur denkst, da dies nicht die korrekte Antwort geben würde. Wenn du nicht jeden Glaubenssatz laut aussprichst bzw. der Klient, den du testen möchtet, das tut, ist der Energietest für alles nicht verbal Ausgedrückte vergebens.

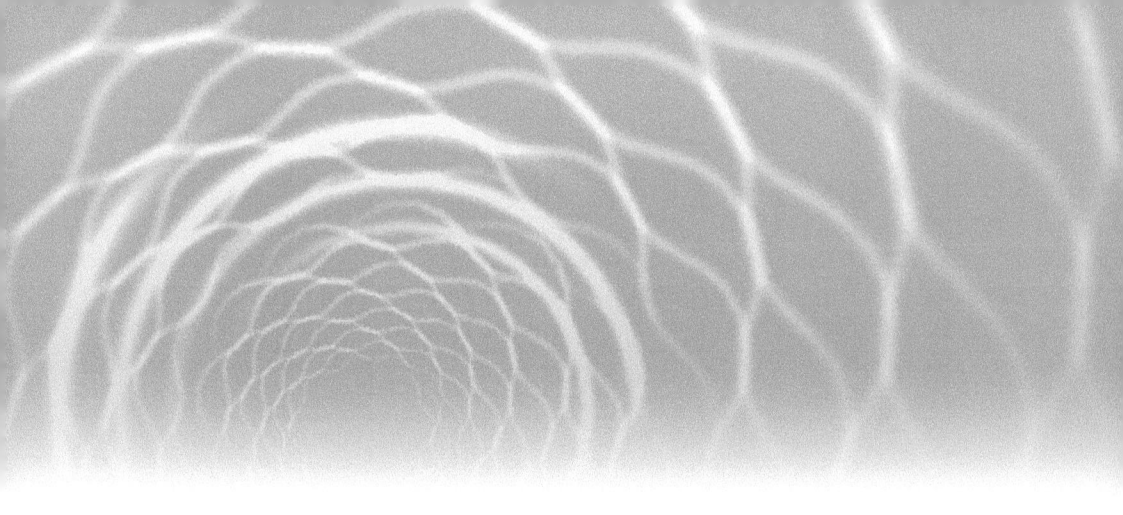

Kapitel 3

GLAUBENSARBEIT UND GRABEN: VERGANGENHEIT, GEGENWART UND ZUKUNFT

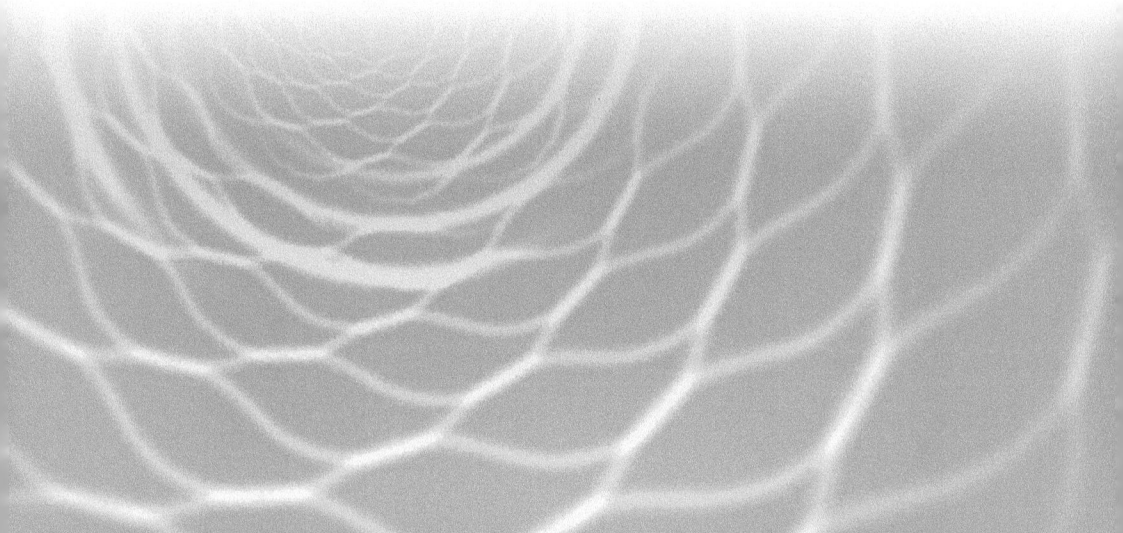

Wenn du zu deinem Freund gehst und sagst „Lass uns ins Kino gehen", bedeutet dies, dass du deinen Freund und dich selbst in die Zukunft projizierst. Was bedeutet es, wenn dein Freund sagt „Ich brauche noch eine Sekunde oder zwei"? Denk mal über die Aussage „eine Sekunde oder zwei" nach.

Diese einfache, tägliche Aussage bedeutet, dass dein Freund in der Gegenwart ist und sich im selben Moment in die Zukunft projiziert. Dies deutet an, dass alles, was wir tun oder sagen, uns zu dem macht, was wir sind. Unsere Vergangenheit, Gegenwart und Zukunft, alles ist verbunden mit der Illusion der Zeit. Unser Gehirn ist so verbunden, um die Realität auf diese Weise zu akzeptieren.

Es kommen Menschen in meine Klasse, die sagen „Vianna, ich lebe nur im Jetzt, ich muss mich nicht an die Vergangenheit erinnern." Aber in Wirklichkeit ist alles, was wir machen, basierend auf unseren vergangenen Ereignissen und unserer Vorgeschichte. Die ganze Welt basiert auf der Geschichte der Vergangenheit. Wir lernen aus dem, was wir gemacht haben, was unsere Eltern gemacht haben, was alle anderen vor uns gemacht haben, und diese Handlungen beeinflussen uns immer noch im Jetzt und so erschaffen wir die Zukunft.

Wenn Menschen sagen „Ich lebe im Jetzt, nicht in der Vergangenheit und nicht in der Zukunft. Ich lebe nicht in der Gegenwart, sondern *nur* im Jetzt", ist jeweils Folgendes meine Antwort: „So etwas wie wirklich im Jetzt leben gibt es nicht, denn in dem Moment, wo du das ‚Jetzt' erkennst, wurde es zur Vergangenheit. Die einzige Möglichkeit, im Jetzt zu leben, ist zu wissen was die Vergangenheit ist und dass du die Zukunft erschaffst. Wenn du ein guter Übersinnlicher und ein guter Heiler sein möchtest, musst du fähig sein, deine Zukunft zu erschaffen. Die Zukunft neu zu erschaffen ist der Grund für einige von uns hier zu sein."

Ich denke, einige Menschen lesen erstaunliche Bücher und besuchen Seminare, die sie dazu inspirieren, sich darauf zu fokussieren, wo sie im Moment in ihrem Leben stehen. Diese Ideen fordern sie auf, jeden Atemzug, jede Sekunde zu geniessen und das Jetzt zu feiern. Dies bedeutet jedoch nicht, dass du den Fokus auf anderes verlieren solltest, zum Beispiel, deine Rechnungen zu bezahlen, die in der Zukunft fällig sind, oder du vergessen solltest, dass du ein Produkt deiner vergangenen Handlungen und Erfahrungen bist.

In der Glaubensarbeit erfahren wir verschiedenste Glaubenssysteme, die in der Vergangenheit erschaffen wurden. Wir stellen fest, dass viele der Gründe, warum wir das machen, was wir machen, in unserer Vergangenheit liegen – Verhaltensweisen, die unterbewusste Programme gebildet haben, als wir Kinder waren. Wenn wir diese Glaubenssätze entdecken, können wir als Erwachsene gewisse Verhaltensweisen und Gewohnheiten für unser zukünftiges Selbst verändern.

Der schlauste Computer, den wir kennen, ist das menschliche Gehirn. Vom ersten Atemzug, den du in diesem wundervollen Lebenserhaltungssystem – dem menschlichen Körper – machst, fängt dein Gehirn an, alles, was dir widerfährt, aufzuzeichnen. Dein Unterbewusstsein steuert etwa 90 Prozent deines Lebens und im Laufe der Zeit analysiert es Dinge, lernt von ihnen und setzt sie in Verhaltensmustern fest. Das Unterbewusstsein klassifiziert ein Verhalten nicht als „schlecht" oder „gut"», sondern nur als Lernerfahrung.

—

Mit ThetaHealing kannst du nicht hoch gehen und anweisen, dass alle deine negativen Verhaltensweisen und schlechten Angewohnheiten weg sind. Das Gehirn funktioniert nicht auf diese Weise.

—

Zum Beispiel, wenn deine Mutter dich als Kind geschlagen hat und währenddessen sagte „Ich liebe dich", wird dein Gehirn abspeichern, dass „Liebe" mit Schmerz oder Stress in Verbindung steht. Darum könnte sich dann ein Programm bilden, dass es gefährlich sein könnte, sich zu verlieben, Liebe im Leben zu haben oder jemanden zu haben, der „Ich liebe dich" sagt. Auf diese Art kann das unglaublich intelligente Unterbewusstsein Verhaltensweisen erschaffen.

Mit ThetaHealing nutzen wir die Glaubensarbeit nicht, um unsere vergangenen Erinnerungen zu beseitigen, sondern als Hilfe, uns derer bewusst zu werden, damit sie geklärt werden können. Unsere Erinnerungen machen uns zu der Person, die wir sind, und jede Lebenserfahrung zählt. Das Graben nach Glaubenssätzen bietet uns die Möglichkeit, ein Bewusstsein in Bezug auf die Vergangenheit, Gegenwart und Zukunft zu entwickeln.

DIE VERGANGENHEIT VERSTEHEN

Unsere genetische Ebene trägt Glaubenssätze, die von vor unserer Geburt stammen. Die DNA unseres Körpers stammt von unseren Vorfahren und den Glaubenssätzen, die sie hatten – Glaubenssätze, die ihnen in ihrem Leben halfen. Entscheidungen, getroffen von unseren Vorfahren in ihrer Gegenwart, können weitergehen und ihre Nachkommen in der Zukunft beeinflussen. Diese Glaubenssätze werden womöglich in der DNA weitergegeben und beeinflussen höchstwahrscheinlich das ganze Wesen der Nachkommen.

Unsere Vorfahren haben uns allerlei genetische Informationen weitergegeben und die beste Art, sich einen Überblick zu verschaffen, ist durch die gottgegebene Glaubensarbeit. Mit Glaubensarbeit können wir an der genetischen Ebene **sieben Generationen vorwärts und rückwärts** arbeiten. Es ist wichtig, die guten Dinge, die uns unsere Vorfahren mitgegeben haben, nach vorne zu holen und zu verstärken.

Durch die Jahrhunderte haben sich Glaubenssätze in unserer DNA, in unserer genetischen Ebene, angehäuft. Diese Anhäufung von Glaubenssätzen beeinflusst uns jetzt womöglich, da die Vergangenheit nicht nur unsere Vergangenheit ist, die Gegenwart nicht nur unsere Gegenwart und die Zukunft nicht nur unsere Zukunft. Wir sind auf eine Weise mit unseren Vorfahren in der Vergangenheit, mit unseren Kindern und Verwandten in der Gegenwart und mit unseren Nachkommen in der Zukunft verbunden, die viele Menschen nicht vollständig verstehen.

—

Es gibt eine Verbindung zu allen Dingen und dies beinhaltet das eingeschränkte Verständnis der Zeit in Bezug auf unsere DNA.

—

Wir lernen aus unseren Fehlern der Vergangenheit. Aber viele der Glaubenssysteme, die in unserer DNA integriert sind, dienen uns. Zum Beispiel haben unsere Vorfahren gelernt, wie sie überleben, sonst wären wir nicht hier. Unter den vielen Fähigkeiten, die uns von unseren Vorfahren weitergegeben wurden und die uns angeboren sind, gehört das natürliche Verlangen, unseren Mitmenschen zu helfen. Anderen zu helfen, war eine gute Überlebensstrategie in einer stammesähnlichen Gesellschaft, die zusammenarbeiten musste, um zu gedeihen. Dies gilt insbesondere, wenn du auf irgendeine Weise ein Heiler bist. Du hast gelernt, dass du ein inneres Bedürfnis hast, anderen Menschen zu helfen, und hast diese Tendenz höchstwahrscheinlich aus der Genetik.

Frage dich selbst: „Welche Glaubenssätze hast du mit dir mitgebracht, die dich auf der **Kern-**, **genetischen**, **historischen** und **Seelenebene** beeinflussen?" Diese Frage kann beantwortet werden, indem du die Technik des Grabens auf der historischen Ebene anwendest.

Wir glauben, dass wir unsere eigene Realität erschaffen. Also frage dich in deiner eigenen Realität:

- Was erschaffst du gerade in deinem Leben? Warum bist du in den gegenwärtigen Umständen?

- Bist du in einer guten Situation und bist du wirklich glücklich?

- Stehst du jeden Morgen auf und sagst „Ich bin glücklich, am Leben zu sein!"? Führst du diese Glückseligkeit während deines ganzen Tages fort oder hast du Momente, in denen du dich und andere um dich herum stark kritisierst?

- Stellst du fest, dass du während des ganzen Tages emotionale Höhen und Tiefen durchlebst – oder mindestens dreimal täglich? Wenn ja, formen deine Höhen und Tiefen ein Muster, welches sich täglich wiederholen oder sind sie immer völlig verschieden?

- Bist du auf dich selbst oder andere wütend?

- Bist du verärgert, dass deine Familie nicht so ist, wie du es möchtest?

- Bist du verärgert, dass ein Freund oder jemand anderes dich verletzt hat?

Wie du die obenstehenden Fragen beantwortest, hat möglicherweise etwas mit deinen genetischen Programmen zu tun und wird durch Generationen von Vorfahren, die dieselben Muster hatten, mit dir vernetzt. Viele Menschen stammen aus Familien, die seit Generationen dieselben Glaubenssysteme lehren. Das Verändern dieser altertümlichen Muster kommt dann, wenn deine Seelenessenz die Notwendigkeit erkennt, deine Glaubenssätze zu ändern.

SICH PROGRAMMEN DER VERGANGENHEIT BEWUSST WERDEN

Wenn ich mit ThetaHealern spreche, die schon eine lange Zeit an ihren Glaubenssätzen arbeiten, sind sie oft absolut davon überzeugt, dass sie alle ihre negativen Glaubenssätze aufgelöst haben – was wahr ist, denn unser Gehirn denkt nicht, dass alles negativ ist. Sie glauben, sie haben alle nötige Glaubensarbeit gemacht, und können darum nicht verstehen, warum das Leben noch immer nicht so läuft, wie sie es gerne hätten. Sie sagen mir: „Ich habe all meine Glaubensarbeit gemacht. Ich weiß nicht, was ich falsch mache." Was sie jedoch vergessen, ist, sie haben an ihrer Gegenwart und Zukunft gearbeitet, aber nicht an ihrer Vergangenheit. In ihrer Vergangenheit geht es nicht nur um sie, sondern sie wird auch beeinflusst durch die Glaubenssätze ihrer Vorfahren.

Du hast womöglich den Glaubenssatz, dass du dich fürchtest, jemandem zu vertrauen, oder das Leben mit Traurigkeit erfüllt ist oder du immer bereit bist zu kämpfen. Warum hast du diese Glaubenssätze? Warum trägst du sie in dir oder warum hast du eine Tendenz ihnen gegenüber?

Glaubensarbeit Beispiel eins

Klient: Ich muss immer für alles kämpfen.

Vianna: *Wann hat das angefangen? Wann hattest du dieses Gefühl, dass du immer kämpfen musst zum ersten Mal?*

(Dieser Klient war wie viele andere, wenn ich diese Frage stelle. Er ging einen Moment lang in die Vergangenheit zurück, bevor er anfing zu sprechen.)

Klient: Oh, ich kann mich nicht genau erinnern, es war schon immer so.

Vianna: *Wenn du dich daran erinnern könntest, wann fing es an?*

Klient: Es fing an, als ich zwei Jahre alt war. Ich erinnere mich, dass mein Bruder zu mir kam und mich verhaute, und wenn ich ihn mich verhauen lies, ohne mich zu wehren, kam ich in grosse Probleme – körperlich, mental und emotional – darum lernte ich zu kämpfen.

Vianna: *Hat es wirklich da angefangen?*

Klient: Ja, ich glaube schon.

Vianna: *Was hast du daraus gelernt und was hast du damit erreicht?*

(Dies kommt alles aus der Vergangenheit, als der Klient noch ein Kind war. Manchmal gehen Klienten tiefer als die Kindheitserinnerungen.)

Klient: Ich habe gelernt für das, woran ich glaube, zu kämpfen.

Vianna: *Wo hast du das gelernt?*

Klient: Ich weiß es nicht, ich erinnere mich einfach, dass ich immer am Kämpfen war.

Vianna: *Was für Erinnerungen hast du in Bezug darauf?*

Klient: Mein Großvater hat im Zivilkrieg auf der Seite der Union gekämpft. Meine Großmutter war auf der Seite der Konföderierten, darum gab es niemals Frieden zwischen ihnen.

Wenn du anfängst, diese Fragen immer und immer wieder zu stellen, werden sich die Menschen in die Vergangenheit zu den Glaubenssätzen ihrer Vorfahren begeben. Wir kommen manchmal sogar auf Antworten, die viel tiefer als diese Zeit und dieser Ort sind, daher kann es helfen, unsere eigene Genetik zu verstehen. Wenn du deine DNA-Abstammung nicht kennst, kannst du einen DNA Test machen lassen, um herauszufinden, in welchem Verhältnis deine Abstammungen von europäisch, asiatisch, afrikanisch und uramerikanisch stehen. Sobald du diese Informationen hast, kannst du sie nutzen, um die Glaubenssätze der Vorfahren zu entschlüsseln.

Ebenfalls kann uns die Technik des **Crystal Layout** helfen, tiefer in die historische Ebene zu gehen. Dies kann dir helfen, den Ursprung verschiedener Muster zu erkennen. Du musst dich nicht daran erinnern, wo oder wann ein Muster angefangen hat, um zu erkennen, dass es von deinen Vorfahren stammt. Dann kannst du dich fragen: „Dient mir dieser Glaubenssatz jetzt?" Vielleicht entdeckst du, dass er nichts mehr nutzt.

VORURTEILE DER VORFAHREN

Was uns auf der Erde nicht dient, sind Vorurteile, aber wir können jedoch Vorurteile unserer Vorfahren tragen, die hunderte oder sogar tausende von Jahren zurückreichen und uns im modernen Leben alles andere als hilfreich sind. Dennoch sind diese Vorurteile oft so tief in unserem Unterbewusstsein vergraben, dass sie auf der genetischen Ebene zu finden sind. Wenn du zu graben beginnst, siehst du, wie die Vergangenheit, Gegenwart und Zukunft miteinander verbunden sind. Alles, was nötig ist, um zu lernen, sind Mitgefühl, Freundlichkeit und die Fähigkeit, zu kommunizieren. Dies sind Dinge, die dem Planeten in der Gegenwart und Zukunft helfen.

Um Vorurteile der Vorfahren zu erkennen, solltest du anfangen, indem du dich fragst: „Was würde passieren, wenn ich keine Vorurteile hätte?"

Der Klient wird wahrscheinlich etwas zur Antwort geben im Sinne von: „Diese Menschen würden mich einnehmen."

Als Antwort könntest du zum Beispiel sagen: „Ist das dein Gefühl oder kommt es von wo anders?" Dann mache den Energietest auf folgende Programme:

„Ich habe Vorurteile gegen diese Rasse."

„Ich fürchte, dass ich von dieser Rasse eingenommen werde."

„Ich fürchte, diese Rasse wird mich zerstören."

Wenn der Energietest für diese oder ähnliche Programme positiv ist, stammen sie wahrscheinlich aus der Vergangenheit und können verändert werden.

DIE AUGEN: EIN FENSTER ZU DEN GENETISCHEN GLAUBENSSÄTZEN

Viele Probleme mit den Augen können auch alte **genetische Glaubenssätze** sein, die du unterbewusst mitträgst. Die Augen sind die Fenster zur Seele, wenn du beginnst, Glaubenssätze in Bezug auf die Augen aufzulösen, kann sich auch dein Sehvermögen verbessern.

Nachfolgend findest du einige Glaubenssätze in Bezug auf die Augen. Mache den Energietest für diese Programme, sprich sie laut aus und halte deine Augen geschlossen:

„Ich sehe die Dinge nur, wie ich sie sehen möchte."

„Menschen blenden mich."

„Ich fühle mich hoffnungslos."

„Ich fühle mich ohne Liebe."

„Niemand kennt mich wirklich."

„Niemand kann mich wirklich sehen."

„Ich bin unsichtbar."

„Ich bin meine vergangenen Fehler."

„Rache frisst mich auf."

„Ich fürchte mich vor der Zukunft."

„Ich fürchte mich vor dem Jetzt."

„Ich respektiere und erkenne den Raum anderer."

„Andere Menschen respektieren und sehen mich."

„Ich fühle mich verletzt durch diejenigen um mich herum."

Wenn der Energietest eine „Ja"-Antwort auf diese Programme gibt, brauchst du womöglich Glaubensarbeit. Ob du an dir selbst oder mit einem Anwender arbeitest, stelle die folgenden Fragen, um zu verstehen, wie das Thema angefangen hat:

• Wann hat dieser Glaubenssatz angefangen?

• Hat er erst kürzlich angefangen?

• Hat er in deiner Kindheit angefangen?

- Hat er durch deine eigenen Erfahrungen angefangen oder ist es etwas, das einfach eine Tatsache für dich ist?

Wenn es für die Person einfach eine Tatsache ist, ist es höchstwahrscheinlich ein genetischer Glaubenssatz und ihre Vorfahren mussten sich wahrscheinlich mit vielen betrügerischen Menschen auseinandersetzen. Wenn jemand zum Beispiel den Glaubenssatz „Menschen betrügen mich" hat, solltest du fragen: „Wann hast du zum ersten Mal das Gefühl gehabt, dass Menschen dich betrügen?"

Die Antwort könnte sein: „Ich fühlte mich betrogen, als ich acht Jahre alt war."

Wenn der Klient versteht, dass er sich als Kind betrogen fühlte, versteht er, warum er niemandem vertraut. Er versteht, dass er weiterhin Menschen in sein Leben bringt, die ihn betrügen, da er das gelernt hat. Der nächste Schritt ist, ihm beizubringen, wie es sich anfühlt, respektiert zu sein.

Wenn der Klient sagt „Menschen betrügen mich immer, sie betrügen mich alle", dann weißt du, dass es ein alter genetischer Glaubenssatz ist. Einige der Vorfahren des Klienten wussten nicht, wie es sich anfühlt, vollständig respektiert zu sein. Es könnte wahr sein, dass sie betrogen wurden, aber wenn sie glauben, *jeder* betrüge sie, werden sie diesen Menschtyp immer anziehen.

—

Auf der Erde leben viele verschiedene bemerkenswerte Menschen, aber wenn du glaubst, dass sie dich betrügen werden, wirst du sie wie ein Magnet anziehen

—

Dann kannst du dich fragen: „Ist es nötig, diesen Glaubenssatz aufzulösen, damit ich in meinem Leben vorankomme?" Und dann teste folgende Glaubenssätze:

„Ich kann die Menschen durchschauen, bevor sie mich betrügen."

„Ich kann Menschen, die mich betrügen, vermeiden."

Hast du diese Programme mit einer „Ja"-Antwort getestet, lernt der Klient betrügerische Menschen zu vermeiden. Testen sie hingegen mit „Nein", dann lehre die Zellen des Klienten, wie es sich anfühlt, diese Lektion abzuschließen, und mache den korrekten Download.

Wie ich in Kapitel eins (*siehe Seite 22*) beschrieben habe, sind Downloads eine Möglichkeit, Gefühle durch den Schöpfer vermitteln zu lassen. Sie können Körper und Geist verschiedene Denk- und Handlungsweisen lehren sowie die Glaubensarbeit unterstützen. Es ist möglich, eine enorme Anzahl an Gefühlen herunterzuladen und sich dadurch besser in Bezug auf sein

Leben zu fühlen. Du solltest jedoch immer verstehen, *warum* du deine gegenwärtige Realität erschaffst.

Glaubensarbeitssitzung 1: Vergangenheit, Gegenwart und Zukunft

Wenn wir mit der Glaubensarbeit anfangen, können wir den **Energietest** für Verhaltensweisen, Ideen oder gewisse Konzepte, an denen der Klient gerne arbeiten möchte, machen.

Deine erste Frage sollte sein: „Woran möchtest du gerne arbeiten?"

Der Klient antwortet möglicherweise mit: „Ich möchte gerne daran arbeiten, warum ich kein Geld verdienen kann."

Nun geht es darum, mit dem Computer-Teil des Gehirns des Klienten in Kontakt zu treten, indem du Fragen stellst wie *Wer? Was? Wo? Warum? Und Wie?* – wie es das nachfolgende Beispiel zeigt:

> **Vianna:** Warum kannst du kein Geld verdienen?

> **Client:** *Weil Geld schlecht ist.*

Das Programm „Geld ist schlecht" ist meistens in der Vergangenheit erschaffen worden. Jedes Mal, wenn du den unterbewussten Teil des Gehirns kontaktierst, solltest du fragen: „Warum? Warum ist das so? Wie ist das passiert? Was? Wann? Wo?" Auf diese Weise zeigst du dem Klienten, wie er in seine Vergangenheit zurückgeht, um festzustellen, woher die Verhaltensweisen kommen.

Vianna: Warum glaubst du, dass Geld schlecht ist?

Klient: *Geld ist schlecht, weil nur Menschen mit Universitätsabschluss Geld haben und die Universität schlecht ist.*

(Was er damit sagt, ist, dass Menschen, die an die Universität gehen, Geld haben.)

Vianna: Was bedeutet das für dich?

Klient: *'Ich war nicht klug genug, um an die Uni zu gehen. Menschen, die an die Universität gegangen sind, sind mir gegenüber im Vorteil und ich war einfach zu blöde und zu dumm.*

Vianna: Okay, wann hat das angefangen?

(Ich beobachtete den Klienten, wie er in Gedanken zurück ging.)

Klient: *Es hat angefangen, als ich klein war. Meine Mutter hat mir immer gesagt, dass ich dumm bin.*

Vianna: Okay, warum hast du das Gefühl, dass du dumm bist?

(Er ging in der Zeit zurück)

Klient: *Weil ich ein Fehler war, ich hätte niemals geboren werden sollen.*

Vianna: Warum hättest du niemals geboren werden sollen?

Klient: *Weil ich ein unerwartetes Kind war. Ich hätte niemals geboren werden sollen.*

Direkt hier ist der Schlüsselglaubenssatz „ich hätte niemals geboren werden sollen" und er hat nichts mit Geld zu tun. Wenn du den Grundglaubenssatz findest, bringe ihn in die Gegenwart.

Vianna: Was nützt dir dies jetzt?

Klient: *Solange ich ein Fehler bin, muss ich nicht versuchen, erfolgreich zu sein. Ich war ein Fehler, darum habe ich keinen Druck, irgendetwas mehr als das zu sein.*

*(In diesem Moment kommen die **Ketten von Glaubenssätzen** in die Gegenwart.)*

Vianna: Wenn du das veränderst, was wird passieren? Wenn wir das verändern und du wirklich wertvoll bist, was würde passieren?

Klient: *Wenn ich wichtig bin, wenn etwas passiert und es mein Leben verändert, dann bin ich verantwortlich und muss etwas aus meinem Leben machen – aber ich habe Angst zu Versagen.*

(In diesem Moment ging der Klient in die Zukunft.)

Wie du sehen kannst, kommt die Glaubensarbeit aus der Vergangenheit in die Gegenwart und in die Zukunft. Wenn wir uns nur auf das „Jetzt" fokussieren würden, wäre der Klient nicht für viel Veränderung und Wachstum offen.

Glaubensarbeitssitzung 2: Zukunftsarbeit

Manifestieren ist in seiner Natur eine Art, Veränderungen oder Kreationen in die Zukunft zu projizieren. In Bezug auf die Glaubensarbeit kannst du dem Klienten das Bewusstsein anbieten, was seine Manifestation in der Zukunft für ihn bedeuten würde.

> **Vianna:** Wenn du alles Geld hättest, das du dir jemals gewünscht hast, was würdest du erschaffen?

Der Klient denkt über die Frage nach und geht in Gedanken in die Zukunft.

> **Klient:** *Ich würde ein riesiges, erfolgreiches Heilzentrum erschaffen.*

Aber, während der Klient anfängt, sich dies in seinen Gedanken auszumalen, fangen sie an zu reflektieren, was es wirklich bedeuten würde, ein Heilzentrum zu haben.

> **Klient:** *Wenn ich ein Heilzentrum erschaffen würde, müsste ich die ganze Zeit hier bleiben. Ich müsste die ganze Zeit dort sein. Ich hätte niemals meine Freiheit. Ich hätte niemals Zeit für mich.*

Dies ist Zukunfts-Glaubensarbeit, indem wir das Manifestieren nutzen und die oben genannten Beispiele zeigen, wie das Bewusstsein dem Unterbewusstsein hilft, plötzlich die Konsequenzen der Manifestation zu verstehen, und wie verschiedene Ergebnisse möglich sind. Erstens blockiert das Unterbewusstsein die Manifestation vielleicht, weil es sie als Gefahr ansieht. Zweitens hat der Klient möglicherweise einschränkende Ängste und Glaubenssätze, an denen er arbeiten sollte. Drittens könnte es sein, dass er die Manifestation in Wirklichkeit gar nicht will.

—

Wir bringen uns selbst in gewisse Situationen und Umstände, die unser Wohlbefinden (auf irgendeiner Ebene) schützen. In Wirklichkeit halten uns diese Situationen davon ab, in die Zukunft zu schreiten.

—

Wenn du dir die aktuelle Situation in deinem Leben ansiehst und im *jetzigen* Moment bist, kannst du innehalten, um dich zu fragen: „Wie dient mir diese Situation im Jetzt?" Dann kannst du all die verschiedenen Dinge, die du daraus lernst, erkennen. Wenn du dich fragst „Was würde passieren, wenn sich die Situation verändern würde?", dann wirst du dir aller Ängste darüber, was sich in Zukunft verändern könnte, *bewusst* und du *kannst daran arbeiten.*

Ängste können in der Vergangenheit beginnen, sind aber immer auch in der Zukunft vorhanden. Das Unterbewusstsein fängt an, in die Zukunft zu reisen, und mutmaßt das wahrscheinlichste Ergebnis. Es fängt mit einem wahrscheinlichen Szenario von möglichen Ereignissen an, von denen es denkt, dass sie passieren könnten. Der Geist arbeitet dann an Spekulationen in der Zukunft und denkt: *Wenn das passiert, dann wird das passieren, und wenn das passiert, wird das passieren und so weiter.* Indem es dies macht, stellst du dich der Angst entgegen und gehst durch sie hindurch.

PROGRAMME DER KRITIK

Als ThetaHealer sollten wir die Glaubenssysteme von allem, was wir in unserem täglichen Leben fühlen und beschließen, erforschen. Wenn du feststellst, dass du am Morgen aufstehst und wütend auf deine Kinder bist, weil sie nicht alles so machen, wie du es möchtest, hast du möglicherweise eine genetische Tendenz zur Kritik geerbt. Allerdings sollte nicht vergessen werden, dass Kritik einer unserer natürlichen Überlebensmechanismen ist, denn wir brauchen sie, um ein gutes Urteilsvermögen zu haben – dies hilft uns, sicher und vorsichtig zu sein, wenn es nötig ist. Tatsächlich ist die Fähigkeit, andere mit unserer eigenen Moral, mit unseren Idealen zu vergleichen und „Das ist nicht das, was ich sein möchte" sagen zu können, einer von vielen bemerkenswerten Glaubenssätzen, die wir von unseren Vorfahren gelernt haben. Aber im Verlaufe der Zeit kann sich die übermäßige

Kritik gegenüber uns selbst und anderen zu mehr als nur der Urteilsfähigkeit, für was wir wollen und wie wir sein wollen, entwickeln und so wird es zu einem der negativsten, zehrendsten Gefühlen. Dieses Gefühl ist fähig, deine Energie enorm zu senken, und dient dir nur dazu, dich in der Schwebe zu halten.

Gutes Urteilsvermögen ist in einigen Teilen unseres Lebens sehr hilfreich. Insbesondere, wenn du als Filmkritiker tätig bist, dann möchtest du dieses Urteilsvermögen beibehalten. Bist du aber damit beschäftigt, deine Eltern, deine Familie, deine Geschwister, deine Freunde und so weiter zu kritisieren, nutzt du enorme Mengen an Energie, die du stattdessen für Heilungen und dafür verwenden könntest, deine Welt und deine Realität zu erschaffen. Wenn du dein Gehirn fragst, wozu du es brauchst, bekommst du vielleicht die Botschaft „Wenn ich es nicht verändere, muss ich nicht versagen, muss ich es nicht versuchen, muss ich nichts erreichen. Ich kann einfach hier in der Schwebe sein."

—

Einer der häufigsten Glaubenssätze, die uns in der Gegenwart gefangen halten, ist negative Kritik gegenüber uns selbst und anderen.

—

Einige Menschen senden ein Signal aus, welches anderen Menschen erlaubt, sie zu kritisieren. Sie senden die

Gedankenform aus: „Wenn ich es nicht richtig mache, wird es jeder bemerken." Wäre es nicht besser, dieses Verhalten zu verändern?

Nutze folgende Fragen, um nach dem Schlüsselglaubenssatz zu graben:

- Wann hat es angefangen?

- Wie hilft es dir?

- Was nützt es dir nebst dem, dass es dich aufhält?

- Lässt es dich feststecken, damit du dich ausruhen kannst?

- Lässt es dich feststecken, damit du es für einige Tage nicht versuchen musst?

- Fühlt es sich gut an?

Als ThetaHealer haben wir die Möglichkeit, in die Person hineinzugehen und das Leben dieser Person zu sehen. Wenn du intuitiv das Leben einer anderen Person sehen kannst, hast du gelernt, wie du lebst, ohne sie in diesem Moment zu kritisieren. Wenn du in sie hineinschaust und keine Vorurteile und keine Kritik gegenüber ihnen hast, kannst du die wahre Absicht in ihrem Herzen sehen. Wenn wir die wahre Absicht im Herzen sehen können, würde es sich in uns vollständig verändern. Wenn wir uns vollständig verändern könnten, was würde dann passieren? (Auf diese Art und Weise stellst du eine Zukunftsfrage.)

Also, wenn wir uns vollständig verändern, würden wir uns so sehr verändern, dass wir nicht mehr auf diesem Planeten bleiben möchten: Wir würden uns weiterentwickeln, wir würden eine höhere Lebensform werden und womöglich würden wir unsere Familie mit uns mitnehmen wollen. Wir würden zu einer spirituellen Essenz werden – zu einer höheren spirituellen Schwingung – und würden diese Welt hinter uns lassen. Vielleicht kannst du jetzt sehen, wie selbst kleine Verhaltensweisen wie Kritik uns in Mustern verankern können, um uns auf dieser Erde, in dieser Existenz, zu halten.

Tratsch, verdrehen und gegeneinander

Zu tratschen, Sachen zu verdrehen und andere gegeneinander auszuspielen, sind Formen von unfreundlichen Vorurteilen und Kritik gegenüber anderen. All dies kann uns davon abhalten, uns weiterzuentwickeln. Ich dachte immer, dass Tratsch bedeutet, die Wahrheit zu nehmen und sie etwas zu verdrehen, aber das wird in Wirklichkeit „verdrehen" genannt. Etwas zu verdrehen ist, wenn jemand gelernt hat, die Wahrheit zu seinem Vorteil zu verdrehen, dies kann das Ausspielen von Menschen gegeneinander beinhalten – sie erzählen gerade genug Wahrheit, um zu erreichen, dass sich zwei oder mehr Menschen zum Vorteil des Ausspielers gegeneinander stellen. Alles, was die Gefühle anderer verletzen könnte, wenn sie es hören würden, ist gemeiner Tratsch. Böswilliger Tratsch hingegen ist das Erfinden von gemeinen, unfreundlichen Lügen.

Diese Handlungen – Verdrehen, gegeneinander ausspielen und Tratsch – beschäftigen den Geist und zeigen einen Mangel an Verantwortungsbewusstsein und eine Unfähigkeit, im Leben etwas zu erreichen an. Was geschieht in deinem Leben? Steckst du irgendwie fest? Steckt alles in deinem Leben fest? Bist du unfähig, mehr Geld zu manifestieren, als du unbedingt benötigst? Wie arbeitet dein Geist für dich?

Erinnere dich daran, dein Geist arbeitet immer für dich. Er versucht immer, dir zu helfen. In ThetaHealing lehren wir nicht nur, *warum* du tust, was du tust, sondern auch Mitgefühl für dich selbst zu haben, wenn du erkennst, dass dein Geist nicht gemein zu dir ist. Er versucht nicht, dich zu sabotieren, sondern dir zu helfen.

Wenn Tratsch und/oder Kritik dich feststecken lassen, nutze die nachfolgenden Downloads:

Ich weiß, wie ich lebe, ohne über andere zu tratschen.

Ich weiß, wie ich lebe, ohne böswilligen Tratsch über andere zu verbreiten.

Ich weiß, wie ich mein Leben lebe, ohne verdrehte Wahrheiten über andere zu erschaffen.

Ich weiß, wie ich mein Leben lebe, ohne die Menschen in meinem Leben gegeneinander auszuspielen.

Ich weiß, wie ich mit anderen geduldig bin.

Ich weiß, wie ich die Wahrheit in anderen sehe, ohne sie anzugreifen.

Ich weiß, wie ich andere akzeptiere, ohne dass ich so sein muss.

Ich weiß, wie es sich anfühlt zu leben, ohne mich selbst zu kritisieren.

Ich weiß, wie ich lebe, ohne andere die ganze Zeit zu kritisieren.

Ich weiß, wie ich lebe, ohne festzustecken.

Ich weiß, wie ich die Wahrheit über andere sehe.

Ich weiß, wie ich mich selbst aufhalte, wenn ich in alte Muster des Kritisierens zurückfalle.

DIE ZUKUNFT WAHRNEHMEN

Wenn du nicht erkennen kannst, warum du einen Glaubenssatz hast, stammt er höchstwahrscheinlich von den Ahnen. Dann kannst du Fragen stellen wie: „Warum glaubten meine Vorfahren das?" Und höchstwahrscheinlich wirst du eine Antwort bekommen. Dann kannst du sagen: „Bin ich damit fertig? Brauche ich das noch in meinem Leben? Was würde passieren, wenn das nicht mehr in meinem Leben wäre?"

An diesem Punkt hast du die verschiedenen Ebenen abgeschlossen, in welchen du an einem Glaubenssatz arbeiten kannst. Viele ThetaHealer finden den Grund oder **historischen Schlüssel-Glaubenssatz** in der Vergangenheit, gehen aber niemals weiter mit den Fragen:

- Was würde passieren, wenn ich das verändere?

- Wie hilft mir das?

- Wenn ich das verändere, was würde passieren?

Wenn du diese Fragen stellst, hast du ein besseres Verständnis, was in der Zukunft passieren wird.

GLAUBENSSÄTZE VERÄNDERN

Wir müssen nicht immer Glaubensarbeit machen, um einen Glaubenssatz zu verändern, denn oft, wenn wir erkennen, dass wir eine Gewohnheit haben, kann unser Gehirn sie verändern. Das Gehirn arbeitet wie ein aufmerksamer Computer und wird Gewohnheiten verändern, wenn es sieht, dass es nötig ist – und macht dies die ganze Zeit. Zum Beispiel kann jemand, der wiederholt gewalttätige Beziehungen hat, erkennen, dass er immer das gleiche Muster wiederholt, und dann einen Partner finden, der ihn wirklich liebt, weil er die Lektionen in Bezug auf den Missbrauch gelernt hat.

Aber in der Glaubensarbeit können wir Glaubenssätze viel schneller verändern, indem wir in die Theta-Gehirnwelle gehen, den Glaubenssatz finden und ihn schnell und effektiv verändern. Einen Glaubenssatz zu verändern, bedeutet, wir entdecken, dass das Muster auf gewisse Weise nicht mehr nötig ist. Aber nicht immer ist es nötig, diese aufzulösen und zu ersetzen – da es möglicherweise eine Lernerfahrung aus der Vergangenheit war, die einen Kernwert in sich trug. Einer der größten Fehler, den die Menschen mit ThetaHealing machen, besteht darin, Glaubenssätze einfach aufzulösen, bevor sie herausfinden, wie sie der Person geholfen und gedient haben.

Ein gutes Beispiel dafür ist der Glaubenssatz: „Ich habe ein **Armutsgelübde** abgelegt." Viele Menschen fühlen sich inspiriert, die Anweisung zu geben, dass alle Armutsgelübde gelöscht werden. Wenn wir jedoch versuchen, alle früheren Eide auf diese Weise zu verändern, würden wir versuchen, alles vorwärts und rückwärts in der Geschichte zu verändern. Das bedeutet, wenn jemand in unserer vergangenen Geschichte diese Lektion auch gerade lernt, wird der Glaubenssatz zurückkommen. Wenn du das Programm „Ich habe ein Armutsgelübde" positiv testest, dann gehst du am besten hoch und gibst die Anweisung „Dieses Gelübde wurde abgeschlossen" und dann kannst du voranschreiten. Dies verändert den Glaubenssatz, anstatt ihn zu löschen.

Wenn du Glaubenssätze veränderst, geht es darum, endlich deine Vergangenheit, Gegenwart und Zukunft zu verstehen, zu verstehen, woher die Glaubenssätze kommen und wie sie dir helfen, dich selbst zu verstehen. Nichts im Leben ist bedeutungslos.

—

Alles hat eine Bedeutung. Alles, was du gemacht hast, alles, was du erlebt hast, macht dich zu der Person, die du bist.

—

Nutze die nachfolgenden Downloads, die dich unterstützen, voranzuschreiten:

Ich weiß, wie es sich anfühlt zu leben, ohne in der Vergangenheit festzustecken.

Ich weiß, wie es sich anfühlt, meine Vergangenheit, Gegenwart und Zukunft anzunehmen, um voranzuschreiten.

Ich weiß, wie ich meine Vergangenheit, Gegenwart und Zukunft verstehe, um eine bessere Realität zu erschaffen.

Ich weiß, wie es sich anfühlt, für meine Vorfahren wichtig zu sein.

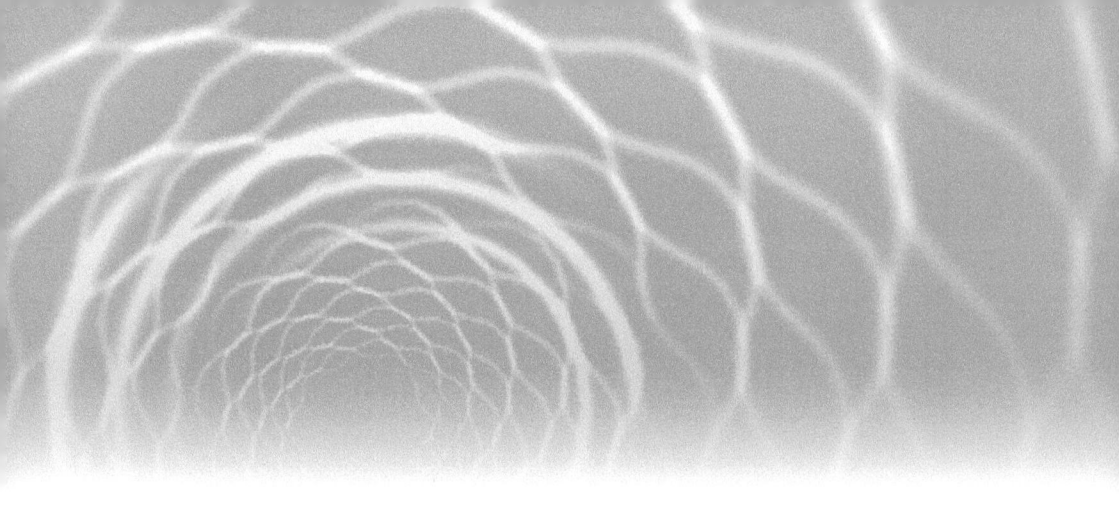

Kapitel 4

DIE GRUNDLAGEN DES GRABENS

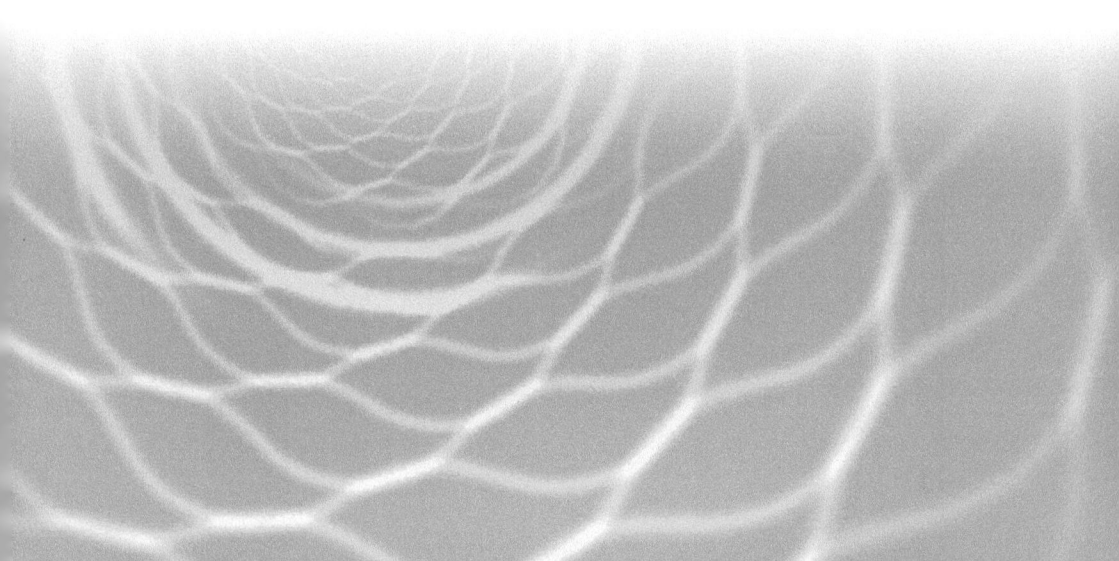

In diesem Kapitel werden wir die Grundlagen des Grabens nach dem Schlüssel- oder Grundglaubenssatz anschauen.

1. DOWNLOADS MACHEN

Es gibt einige Abkürzungen, um nach dem Schlüssel oder Grundglaubenssatz zu graben, aber viele Anwender vermeiden das Graben und nutzen nur Downloads in einer Glaubensarbeitssitzung. Downloads von Gefühlen zu machen, ist eine Heilmethode, welche wir in der Glaubensarbeit nutzen, um alle die Gefühle, die benötigt werden, einzubeziehen. Aber Downloads sind nur ein *Teil* der Glaubensarbeit und werden nicht immer den Schlüsselglaubenssatz auflösen.

Wenn du dir die Aussagen des Klienten anhörst, kann dies natürlich auf die Notwendigkeit gewisser Downloads hinweisen. Einige gute Anhaltspunkte sind, wenn Klienten „Ich weiß nicht, was das ist" oder „Ich weiß nicht wie sich das anfühlt" sagen. Diese Gefühle herunterzuladen, kann dir dann helfen, die Blase oder den Schild, das das Unterbewusstsein rund um den Schlüsselglaubenssatz geschaffen hat, zu durchstechen, wie in der Einleitung beschrieben – aber möglicherweise nicht freigibt. Downloads von Gefühlen zu machen, ist hilfreich, aber das Graben nach Glaubenssätzen ist effektiver für den gesamten Heilprozess.

Wie weiter vorne im Buch beschrieben, ist das Herunterladen von Glaubenssätzen nützlich, da das Unterbewusstsein nicht einfach Glaubenssätze entlässt, wenn es denkt, dass sie einen Zweck erfüllen. Während es manchmal gut ist, einen Gefühlsdownload zu machen, um zu helfen einen Glaubenssatz freizulegen und ihn ins Bewusstsein zu holen, damit er aufgelöst werden kann, *musst* du trotzdem den Schlüsselglaubenssatz– und seinen Nutzen – finden, um sicher zu sein, dass der Glaubenssatz verändert wurde.

—

**Erinnere dich, jeder negative Glaubenssatz
ist an einen positiven Glaubenssatz gebunden
und muss darum ebenfalls verändert werden.**

—

2. SPRACHE

Einige Kernglaubenssätze wurden womöglich in anderen Sprachen als die, die du jetzt sprichst, erschaffen. Darum solltest du die Anweisung oder Bitte geben, dass der Glaubenssatz oder Download des Gefühls in jeder Sprache, die die Person je gesprochen hat, gemacht werden soll – sowohl in den Sprachen, die der Klient gesprochen hat als auch in denen, die die Vorfahren gesprochen haben. Es braucht nur eine universelle Anweisung für alle Sprachen.

Beispiel für die Anweisung: „Schöpfer mache die Downloads für diese Person in allen Sprachen, die sie jemals gesprochen hat.“

Dies bedeutet, dass der Download in den Raum des Klienten geht.

3. GLAUBENSARBEIT MIT MULTIPLEN PERSÖNLICHKEITEN

Wenn du mit einer Person arbeitest, die eine multiple Persönlichkeit oder eine dissoziative Störung hat, gib niemals die Anweisung, dass alle Persönlichkeiten in eine integriert werden. In der Glaubensarbeit machst du die Downloads einfach bei allen Persönlichkeiten.

4. TU NICHT, IST NICHT, KANN NICHT UND NICHT

Viele Psychologen glauben, dass das Unterbewusstsein das Wort „nicht" nicht versteht. Um eine richtige Antwort zu bekommen, solltest du darum das Wort „nicht" in der Glaubensarbeit vermeiden und den Klienten bitten, diese Worte in seinen Aussagen zu vermeiden. Ein Klient sollte zum Beispiel eine Aussage wie „Ich liebe mich nicht" oder „Ich kann mich nicht lieben" vermeiden.

Um das Programm richtig zu testen, sollte die Aussage des Klienten „Ich liebe mich, nein" oder „Ich liebe mich" sein. So kannst du negativ oder positiv auf das Programm testen mit „Ja"- und „Nein"-Antworten. Wenn das Programm für den Klienten verändert werden soll, kannst du das Programm „Ich liebe mich, nein" durch „Ich liebe mich" ersetzen.

Obschon viele Psychologen glauben, dass das Unterbewusstsein das Wort „nicht" nicht versteht, glaube ich, dass viele Menschen den Unterschied unterbewusst *verstehen können*. Es gibt jedoch viele, die ihn nicht verstehen, darum macht es Sinn, dieses Wort zu vermeiden, wenn wir Glaubensarbeit machen.

5. DAS GRABEN MIT SCHLÜSSELFRAGEN BEGINNEN

Fange die Arbeit mit dem Graben an, indem du Fragen mit den folgenden Schlüsselworten stellst:

- Wer?

- Was?

- Wo?

- Wie?

- Wann?

- Warum?

Dies sind die Schlüsselworte für Fragen, die wir in einer Graben-Sitzung mit einem Klienten nutzen. „Wann hat das angefangen?" „Wie hat dir dies geholfen?" „Wer war bei dir?" Dies wird dir helfen, nicht nur nach dem negativen Glaubenssatz zu suchen, sondern auch zeigen, wie sie dem Klienten dienen.

6. ULTIMATIVE WAHRHEITEN: GLAUBENSSÄTZE, DIE NICHT GEÄNDERT WERDEN KÖNNEN

Es gibt einige Glaubenssätze, die nicht geändert werden können, sie werden **ultimative Wahrheiten** genannt. Hier sind einige Beispiele:

- Der Anwender kann niemanden programmieren, dass er glaubt, die Sonne würde morgen nicht mehr aufgehen oder die Erde würde sich nicht mehr drehen.

- Der Anwender kann niemanden programmieren, dass er ein Hund ist.

- Der Anwender kann den **freien Willen** einer Person nicht verändern.

- Der Anwender kann niemanden programmieren, dass er eine andere Person liebt, wenn dies nicht der Fall ist.

Eine meiner Studentinnen hatte zum Beispiel den Glaubenssatz, dass sie Johanna von Orleans sei, und ich habe bemerkt, dass dies Probleme ausgelöst hatte, als alle Studenten zwei Gruppen für die Glaubensarbeit gebildet hatten.

Ich fragte sie: „Was ist los?"

Der Student in der Rolle des Anwenders sagte mir: „Wir arbeiten daran, warum sie immer leiden muss. Sie glaubt, sie sei Johanna von Orleans. Egal, was ich mache, ich kann den Glaubenssatz nicht verändern."

Der Anwender konnte den Satz nicht verändern, weil er auf eine gewisse Weise wahr war. Es könnte sein, dass die Studentin genetisch mit Johanna von Orleans verwandt war oder irgendeine Verbindung mit ihr hatte. Statt den Glaubenssatz von „Ich bin Johanna von Orleans" zu verändern, hätte der Anwender die damit verbundenen Programme rund um die Energie von „Johanna von Orleans", die ihr nicht mehr dienlich waren, verändern sollen, beispielsweise „Ich muss sterben, um Gott zu dienen" oder ähnliche Programme.

Wenn sie leiden musste, weil sie glaubte, dass sie Johanna von Orleans ist, dann könnten diese negativen Aspekte verändert werden, ohne viel Zeit damit zu verlieren, an etwas zu arbeiten, von dem sie glaubt, dass es die Wahrheit ist. Diese Glaubenssätze mussten einfach verändert werden und dann konnte sie mit ihrem Leben weiter machen.

Wenn eine Person den Energietest macht und positiv darauf testet, dass der Partner eine Affäre hat und sie betrügt, könnte dies am mangelnden Vertrauen liegen und Glaubensarbeit könnte nötig sein. Zu betrügen könnte bedeuten, dass er auf irgendeine Weise unehrlich ist, aber es bedeutet nicht notwendigerweise, dass er eine Affäre mit einer anderen Person hat. Ihre Intuition sagt, dass irgendetwas falsch läuft, aber die Wahrheit ist etwas, was bestätigt werden muss. Es könnte auch sein, dass ihre Intuition richtig ist und ihr Partner wirklich eine Affäre hat und sie betrügt.

Wenn der Klient nach der Glaubensarbeit noch immer positiv auf das Thema testet – und der Partner wirklich fremdgeht –, dann wird der Energietest darauf immer eine positive Antwort aufweisen.

Schließlich ist es wichtig zu wissen, dass du nicht versuchen solltest, ultimative Wahrheiten wie „Was mich nicht umbringt, macht mich stärker" herauszuziehen, da dies ein *vorteilhafter* Glaubenssatz des Immunsystems ist. Wenn du ihn verändern würdest, würde er sich immer wieder selbst ersetzen.

Die Wahrheit einer Person

Einer meiner herausfordernderen Studenten kam zu mir und sagte: „Ich habe den Glaubenssatz, dass ich mich gegenüber dir beweisen muss. Ich habe ihn verändert, aber er kommt immer wieder zurück." Er versuchte immer, seinen Willen anderen aufzudrücken, und ich muss zugeben, ich hatte Bedenken, ihn unterrichten zu lassen. Als ich mich selbst testete, hatte ich tatsächlich den Glaubenssatz, dass er sich gegenüber mir beweisen musste. Dies war meine Wahrheit, die ich auf ihn projiziert und die er akzeptiert hatte. Ich veränderte meinen Glaubenssatz zu „Er kann sich Gott gegenüber beweisen." Diesen Glaubenssatz habe ich dann auch in Bezug auf alle meine Studenten verändert, im Wissen, dass es nur meine Aufgabe ist, sie zu unterrichten.

7. NICHT ALLE GLAUBENSSÄTZE MÜSSEN VERÄNDERT WERDEN

Nicht alle Glaubenssätze müssen verändert werden. Ich habe Studenten, die zu mir kamen und sagten: „Vianna, ich möchte all meine Hartnäckigkeit herausziehen." In solchen Fällen schlage ich immer vor, diese Eigenschaften nicht zu verändern, da es auch eine ihrer besten Eigenschaften sein könnte. Warum? Weil Hartnäckigkeit eine Person zu dem macht, was sie ist, sie musste hartnäckig sein, um dorthin zu kommen, wo sie jetzt ist.

Ebenso kannst du nicht herausziehen, dass wir uns ärgern oder ängstlich sind. Ärger hat einen positiven Aspekt, wenn das Gehirn in Gefahrensituationen Alarmsignale schickt. Jeder wird ab und zu ärgerlich oder ängstlich, da dies angeborene, menschliche Überlebensreflexe sind. Dennoch ist es möglich, eine Obsession mit Ärger oder spezifische Ängste und Phobien, die uns undienlich sind, aufzulösen.

Ein ganz anderes Beispiel war meine Freundin, die unter einer Zwangsstörung litt und davon geheilt werden wollte. Diese Eigenschaft machte sie jedoch sehr gut im Erledigen von Papierarbeit. Darum schlug ich ihr vor, dass sie einen Teil ihres Glaubenssystems behalten sollte und wir es so verändern, dass es nützlich für sie ist.

Als Steinbock ist eine meiner besten Eigenschaften, dass ich ziemlich autoritär sein kann: Ich erwarte, dass die Dinge bereits gestern gemacht sind, und ich mache es selbst, wenn es sein muss. Dies macht mich auch zu einer sehr guten Chefin. Ich sehe, was gemacht werden sollte, und bin multitaskingfähig. Geheiratet habe ich einen autoritären Mann mit Sternzeichen Widder, der wie ich immer denkt, dass er recht hat. Wir sind ein großartiges Team. Ich habe ebenfalls ein schlechtes Temperament, welches ich aber gut unter Kontrolle habe, aber mein Ehemann Guy kann es noch immer finden – es ist erstaunlich, wie er das schafft, aber ich glaube, er mag es.

Ich möchte nicht verändern, dass ich Temperament habe, sondern ich möchte es einfach unter Kontrolle und es in Notfällen zur Verfügung haben, also sehe ich es als Eigenschaft, die ich nicht verändern möchte. Ich möchte nett und freundlich sein, aber auch wissen, wann ich es nicht sein sollte.

—

Was du als deine schlechteste Eigenschaft ansiehst, könnte leicht verändert zu deiner besten werden, ohne, dass du einen einzigen Glaubenssatz verändern musst.

—

8. VERBALE ERLAUBNIS FÜR DOWNLOADS

Manchmal sagen mir Anwender, dass andere Menschen versucht haben, ihnen ohne ihre Erlaubnis Downloads von Gefühlen zu geben. Dies verstößt jedoch gegen das Gesetz des freien Willens. Diese Studenten sind lediglich übersinnlich und fühlen die negativen Gedanken der anderen. Denke daran, negative Gedanken können uns nicht beeinflussen, außer wir geben der anderen Person unsere Erlaubnis oder akzeptieren diese Gedankenformen. Ich glaube auch, dass Karma in manchen Fällen existiert, und wenn du andere schlecht behandelst, kann dies zu dir zurückkommen, aber dennoch können andere dir ohne Erlaubnis keine Downloads oder Flüche machen.

Ich hatte beispielsweise eine Lehrerin, die in einem anderen Land arbeitete, die sagte, sie würde ihre Studenten verfluchen, wenn sie zu einem anderen Lehrer gehen würden. Natürlich machte sie dies, um ihren Studenten Angst einzuflößen und ihre Praxis zu schützen. Sobald die Studenten erkannten, dass sie sie nicht verfluchen konnte, haben sie sie verlassen – aber ein wenig Angst blieb bei ihnen zurück. Habe ich das Fehlverhalten bei ihr richtig gestellt? Natürlich habe ich das. Hat sie aufgehört, es zu machen? Ja. Aber der Schaden war bereits angerichtet. Die alten Studenten haben den neuen Studenten erzählt, was sie gemacht hatte, und diese Energie ging weiter und weiter. Es ist sehr schade, denn diese Frau war eine ziemlich gute Heilerin. Nun, es gibt möglicherweise einige Menschen, die jemanden verfluchen können, aber es kann dir niemals etwas anhaben, wenn du es ins Licht schickst.

⌒ WICHTIGE ERINNERUNG ⌒

Denke immer daran, dass die Person, die die Glaubensarbeit empfängt, ihre volle verbale Erlaubnis geben muss, um Programme zu entfernen und zu ersetzen. Wir haben den freien Willen, jeden Glaubenssatz zu behalten, den wir wählen. Eine andere Person kann diese Programme ohne verbale Zustimmung nicht verändern. Das wird nicht funktionieren.

9. DOWNLOAD IN EIN OBJEKT

So, wie wir Gefühle und Glaubenssätze in unser Unterbewusstsein herunterladen können, können wir ebenfalls bereichernde Eigenschaften in die Objekte deines Zuhauses und deines Arbeitsplatzes herunterladen, damit sie dich mit positiven Schwingungen umgeben. Jedes leblose Objekt kann mit einer positiven Eigenschaft versehen werden, die dein Leben bereichert, jedoch wirst du nur davon beeinflusst, wenn du die nötigen Rezeptoren für die Programme und Gefühle hast. Wenn ich zum Beispiel meine Couch mit den Eigenschaften versehe, dass sie gemütlich ist, muss die Person, die sich hinsetzt, wissen, was Gemütlichkeit ist, um die Couch zu spüren.

Während es einige leblose Objekte gibt, die einen Download nicht annehmen, beispielsweise Jade, musst du immer das Objekt um Erlaubnis fragen, ob du ihm den Download geben darfst – denn alles, was existiert, hat einen freien Willen. Es gibt Fälle, in denen die Objekte den Download ablehnen, aber 99 Prozent werden ihn annehmen, denn sie sammeln von Natur aus Energien.

—

Du kannst Essen oder Objekten nicht den Download geben, dass sie Menschen auf negative Weise beeinflussen, da sowohl das Objekt als auch die Person den Download ablehnen würden.

**Objekte nehmen nur Downloads an,
die ihre natürlichen Eigenschaften
verstärken, keine negativen Programme.**

―

10. PFLASTER GLAUBENSARBEIT

Viele Anwender nutzen das, was ich Pflaster Glaubensarbeit nenne, in einer Sitzung oder an ihnen. Dies ist, wenn sie Downloads benutzen, anstatt nach dem Schlüsselglaubenssatz zu graben, wie im folgenden Beispiel beschrieben.

Ich fahre die Straße entlang und denke: „Ich bin so dumm, ich habe vergessen, das zu machen." Ich erkenne, dass ich mich selbst dumm nenne und weiß, dass das etwas ist, dass ich verändern sollte – etwas, was mich womöglich blockiert, die Person zu werden, die ich werden möchte. Das braucht womöglich etwas Glaubensarbeit, um festzustellen, wo das angefangen hat, aber in dem Moment habe ich keine Zeit dafür, darum mache ich mir den Download: „Ich bin clever, intelligent und sehr engagiert."

Diese Downloads kann ich schnell machen und sie können mir auf gewisse Weise helfen. Aber die Wahrheit ist, dass ich herausfinden muss, *wo* das negative Programm begonnen hat und *wie* es mir nutzt oder nicht und wie es mir zuvor gedient hat, damit es vollständig aufgelöst werden kann. Jedes Mal, wenn du den Glaubenssatz nicht abgeschlossen hast, wird dies als Pflaster Glaubensarbeit bezeichnet.

11. NEGATIVE PROGRAMME

Das Unterbewusstsein kennt den Unterschied zwischen einem negativen und positiven Programm oder Download nicht, darum können wir nicht einfach die Anweisung geben, dass alle negativen Programme unmittelbar weg sind. Denke immer daran, es ist das Bewusstsein, das die Entscheidung zwischen einem negativen oder positiven Programm oder Download trifft.

12. NEGATIVE PROGRAMME DOWNLOADEN

Das Unterbewusstsein ist so schlau, dass es negative Downloads in 99 Prozent der Fälle nicht annimmt, aber sage niemals Ja zu einem negativen Download. Das Unterbewusstsein kennt den Unterschied zwischen Downloads und negativen oder positiven Glaubenssätze manchmal nicht, darum ist es keine gute Idee, sie herunterzuladen. Wenn das Unterbewusstsein einen Download eines negativen Gefühls akzeptiert, ist es exakt das, was es erschaffen wird. Das Bewusstsein trifft die Entscheidung, ob ein Programm oder Download negativ oder positiv ist.

Sogar einige Programme, von denen wir anfangs denken, sie seien positiv, können einen seltsamen Effekt haben, zum Beispiel der Download „Ich weiß, wie ich mit wenig leben kann", wenn wir doch in Wirklichkeit Überfluss möchten. Dasselbe gilt für den Download des Gefühls und des Wissens von „Ich kenne die Perspektive des Schöpfers von Allem was Ist von Depression", da es genau das wäre, was du bekommen würdest – *die absolute reine Essenz von Depression*. Auch wenn du danach weiter gehst mit „Ich weiß, wie es sich anfühlt, zu leben ohne Depression" oder „Ich weiß, wie ich eine Depression vermeide", wird das Unterbewusstsein womöglich trotzdem die Depression erschaffen. Dein Unterbewusstsein lehnt diese Art von Downloads in 99 Prozent der Fälle ab, aber es kann trotzdem verwirrend und unnötig sein.

Aus Sicht des Schöpfers haben wir den freien Willen, unser Leben so zu erfahren, wie wir es uns wählen, und wir bekommen genau das, worum wir bitten. Aus diesem Grund sollten wir es im Vorhaben, ein positives Ergebnis erzielen zu können, vermeiden, negative Gefühle herunterzuladen, und stattdessen ein positives Gefühl verwenden. Zum Beispiel wäre ein viel besserer Download „Ich weiß, wie ich lebe, ohne deprimiert zu sein" oder „Ich weiß, wie es sich anfühlt, ohne Depression zu leben". Ebenfalls ist es eine gute Idee, zu vermeiden, ähnliche Programme wie „Ich weiß, was Depression ist" oder „Ich weiß, was Missbrauch ist" herunterzuladen.

Es gibt immer einen positiven Grund, warum das Unterbewusstsein an einem negativen Schlüsselglaubenssatz festhält. Es liegt daran, dass das Unterbewusstsein negative und positive Glaubenssätze nicht in Kategorien separiert – und darum können wir auch nicht alle Glaubenssätze auf einmal auflösen. Ein negativer Glaubenssatz dient einem Zweck und wird immer aus einem positiven Grund festgehalten. Stattdessen solltest du fragen: „Was profitierst du davon, diesen Glaubenssatz zu haben?"

Ein Klient könnte zum Beispiel sagen: „Alles, was ich mache, geht schief."

Auf das solltest du antworten, indem du die Frage stellst: „Was hast du aus diesem Glaubenssatz gelernt, erreicht oder davon profitiert, ihn zu haben?"

Darauf antwortet der Klient womöglich: „Solange ich glaube, dass ich versagen werde, muss ich es nicht versuchen. Ich kann bleiben, wo ich bin, und ich bin sicher."

13. POSITIVE DOWNLOADS MIT NEGATIVEM ERGEBNIS

Es gibt einige Downloads, die positiv wirken, aber seltsame Ergebnisse erzielen und Stress auslösen. Ein Beispiel hierfür könnte sein: „Ich weiß, wie ich mit Konflikten umgehe." Für das Universum bedeutet das, dass du lernen musst, wie du mit Konflikten umgehst. Dieser Download wird wahrscheinlich Konflikte bringen, da es genau das ist, worum du zu lernen bittest.

Als ich ein kleines Mädchen war, vermied ich Konfrontationen, da ich Angst hatte, die Gefühle anderer zu verletzen. Dies war auch der Grund, warum ich nicht wusste, wie ich „Nein" sagen kann. Als ich mir den Download gab, dass ich weiß, wie ich mit Konfrontationen umgehe, stellte ich fest, dass ich mehr Konfrontationen als jemals zuvor hatte. Die richtige Weise, den Download für dieses Programm zu formulieren, wäre „Ich weiß, wann und wie ich einfach mit Konfrontationen umgehe." Nun weiß ich , dass das Umgehen mit jeglicher Konfrontation am Anfang einer Interaktion und das Wissen, wann man „Nein" sagen sollte, viel Zeit spart.

Ein anderes Beispiel könnte der Download von Geduld sein. Wirst du dann Situationen in dein Leben bringen, in denen du irgendwie Geduld brauchst, um zu lernen, wie du sie nutzt?

Wenn du aber den Download machst, dass du bereits Geduld hast, dann wird es nicht so viele seltsame Situationen geben, die dich lehren, wie du geduldig bist. Mit anderen Worten, wenn du Fähigkeiten herunterlädst, die zuerst geübt werden müssen, bevor du sie hast, können sie auf positivere Weise geübt werden, wenn sie auf die richtige Weise und mit der richtigen Energie heruntergeladen werden. Hier wäre die richtige Art zum Beispiel: „Ich weiß wie, wann und dass es möglich ist, im Jetzt geduldig zu sein." (Das eliminiert Stress.)

Als weiteres Beispiel: Ich erlebte einmal für sieben Tage reine Freude und Glückseligkeit ohne irgendwelchen Ärger,

Depression, Kritik oder Irritation – einfach perfekte Freude. Bis zum siebten Tag brachte mich gar nichts aus der Ruhe, als ich mich plötzlich fragte, ob mit mir irgendetwas nicht stimmt, und das stoppte mich, die Freude war weg. Um festzustellen, warum die Freude auf einmal weg war, machte ich Glaubensarbeit mit dem Schöpfer und gab mir selbst den Download, dass es okay ist, fortwährend voller Freude zu sein.

Während du Tugenden erreichst, wirst du feststellen, dass sich deine Fähigkeiten gleichermaßen entwickeln. Deine Seele ist inspiriert, Freundlichkeit, Freude und Geduld zu lernen. Wenn du aber einen Download für diese Gefühle machst, nutze die Energie der Worte „Ich weiß bereits, wie ich geduldig und freundlich bin" und so weiter. Nachdem du diese Tugenden heruntergeladen hast, ist es trotzdem nötig, sie anzuwenden, um den Geist zu lehren, wie er sie automatisch nutzen kann.

14. GLAUBENSSÄTZE AUFDRÜCKEN

Nicht jeder, der einen Heiler besucht, wird Glaubensarbeit machen wollen, aber er würde sie sehr wahrscheinlich brauchen. Während du ein Reading machst, wirst du sehen, ob der Klient Glaubenssätze und Themen hat, aber es ist ebenfalls wichtig, zu vermeiden, jemandem deine Glaubenssätze aufzudrücken. Indem du die richtige Anwendung des Energietests machst und sicherstellst, dass der Klient die Aussage laut wiederholt wird diese Situation vermieden (*siehe Seite 37*). Das liegt daran, dass wir nur richtig testen, wenn die Aussage des Glaubenssatzes laut vor sich hingesprochen wird. Den Satz nur in Gedanken zu denken und dann zu testen, ohne ihn verbal auszudrücken, wird nicht funktionieren, wie das folgende Beispiel zeigt:

Eine meiner Studentinnen war aufgebracht, denn sie hatte „anscheinend" herausgefunden, dass ihr Vater sie als Kind sexuell belästigt hat.

Vianna: Wie hast du herausgefunden, dass dies passiert ist.

Student: *Ich habe den Energietest darauf gemacht.*

Vianna: Und hast du laut den Satz „Mein Vater hat mich als Kind sexuell belästigt" ausgesprochen?

Student: *Nein, der Anwender hat das Programm zu mir hin „gedacht" und gesagt, ich teste positiv darauf.*

Vianna: Lass mich dich mal für dieses Programm testen. Sage laut „Mein Vater hat mich sexuell belästigt" und schließe deine Augen, wenn du es sagst.

Sie testete mit einem „Nein" als Antwort auf das Programm, also nahm ich sie in ein Crystal Layout (in einen Trancezustand in ihrer Kindheit). Sie hatte kein solches Thema in ihrer Vergangenheit und konnte ihren Vater weiterhin lieben wie zuvor.

15. WENN EIN KLIENT SAGT „ICH WEISS ES NICHT"

Wenn jemand in einer Sitzung sagt „Ich weiß es nicht", kann diese Aussage verschiedene Dinge bedeuten. Einige Klienten werden sich im Kreis drehen und bei jeder einzelnen Frage „Ich weiß es nicht" sagen. Dies kann bedeuten:

- Sie stehen ihren Gefühlen ratlos gegenüber.

- Sie vermeiden ein sensibles Thema oder ihr Unterbewusstsein schützt den Schlüsselglaubenssatz.

- Sie wissen wirklich nicht, woher der Glaubenssatz kommt.

Wenn jemand beim Graben „Ich weiß es nicht" sagt, frage: *„Aber wenn du es wüsstest?"* Diese Frage wird eine Antwort des Klienten stimulieren, die womöglich zum Schlüsselglaubenssatz führt.

Sollte das nicht funktionieren, ist dies dein Stichwort, zu versuchen Downloads von Gefühlen zu machen, die der Klient womöglich noch nicht kennt, beispielsweise „Ich weiß, wie es sich anfühlt, sicher zu sein" oder „Ich weiß, wie es sich anfühlt, geliebt zu sein". Dies hilft dir womöglich, dich zum Schlüsselglaubenssatz zu führen.

16. WENN EIN KLIENT NICHT HEILT?

Wir arbeiten mit Ärzten zusammen, um Heilung zu erreichen, aber manchmal halten Menschen an einer Krankheit oder einem Glaubenssatz fest, weil sie glauben, dass eine Heilung unmöglich ist oder sie haben andere Gründe. Ich hatte zum Beispiel einen Studenten, der drei erfolgreiche Heilungen bei einem Klienten bezeugte, nachdem er ThetaHealing kennengelernt hatte. Die ersten drei Sitzungen funktionierten, die letzte aufgrund deren dieser Klient „Ich bin fertig mit ThetaHealing, es funktioniert nicht" sagte, jedoch nicht. Allerdings können die folgenden Gründe einen Klienten von der Heilung abhalten:

- Der Anwender ist nicht freundlich oder zeigt keine Besorgnis.

- Der Anwender hat Angst vor der Krankheit.

- Das Ego des Anwenders.

- Der Anwender projiziert eher seine eigenen Glaubenssätze anstatt die des Klienten.

- Der Anwender fühlt sich verletzt, wenn die andere Person nicht augenblicklich heilt.

- Der Anwender haftet am Ergebnis der Sitzung an.

—

Für mich lohnt es sich, wenn eine von zehn Personen heilt. Wenn du die Glaubenssätze einer Person veränderst und sie wissen lässt, dass Gott sie liebt, dann ist das bereits eine Heilung. Und sollte jemand nicht heilen, dann kläre deinen Geist und frage Gott, warum die Heilung nicht funktioniert.

—

Ich weiß sofort, ob die Heilung funktionieren wird, wenn der Klient sagt: „Ich habe (*zum Beispiel, diese Krankheit*) und es gibt nichts mehr, was irgendjemand dagegen tun kann." Eine andere Aussage ist „Die einzige Möglichkeit, dass ich gesund werden kann, ist, wenn ich eine Operation machen lasse." Dann werde ich eine Heilung für sie machen, dass sie eine gute Operation haben werden. Ich kann jemanden trainieren, tief in den Theta-Zustand zu gehen, und sie können die besten Heiler sein, aber wenn der Klient nicht möchte, dass es ihm besser geht, dann gibt es nicht viel, was wir tun können. Wenn wir als Heiler immer mit dem Schöpfer verbunden sind, dann glaube ich, dass 90 Prozent der Heilungen funktionieren werden, wenn der Klient dafür offen ist.

Ich habe auch festgestellt, wenn ich mit Klienten des Sivananda Ashrams arbeite es ihnen hilft, weil sie daran glauben, dass es ihnen besser gehen kann. Da sie an Heilung glauben, stelle ich fest, dass es keine Glaubensarbeit braucht, ich mache einfach eine Heilung und es geht ihnen besser. Wir müssen ebenfalls die unveränderbare Wahrheit akzeptieren, dass Menschen sterben. Wenn sie dies machen, können wir ihnen als Heiler helfen, ins Licht zu gehen.

17. VERSTEHE DEN PROZESS

Ein effektiver Anwender der Glaubensarbeit zu sein, bedeutet, dem Klienten zu erlauben, das Thema selbst zu erkennen. Auch wenn du den Schlüsselglaubenssatz in der Sitzung nicht findest, ist es wahrscheinlich, dass das Unterbewusstsein des Klienten erkennen wird, dass etwas verändert werden sollte (solange es diese Veränderung nicht als Bedrohung ansieht).

18. VERMEIDE DAS DRAMA

Vermeide es, dich emotional mit dem Drama des Klienten zu verwickeln. Jede Emotion, die hochkommt, steht in Bezug auf den Klienten, nicht in Bezug auf dich. Unabhängig davon, was der Klient sagt oder macht, du musst neutral bleiben, um ihm helfen zu können. Diese Klarheit kann erreicht werden, indem du an deinen eigenen Themen arbeitest, obschon ich weiß, dass dies manchmal eine Herausforderung sein kann. Wenn ich mich emotional mit dem Klienten verstricke, gehe ich zum Schöpfer hoch und bitte um das Gefühl von Liebe und Mitgefühl, weil dies anders ist als die emotionale Verstrickung.

Es kann Zeiten geben, in denen Klienten zu dir in ein Reading kommen, nur um emotional zu sein, und dich möglicherweise sogar anschreien. Eine solche Erfahrung kann dich ziemlich schnell aus der Fassung bringen, aber in neun von zehn Fällen hat es gar nichts mit dir zu tun. In diesem Fall achte darauf, dass du einen emotionalen Zusammenbruch vor den Augen des Klienten vermeidest, da dich dies nur blockieren würde, die Heilung zu bezeugen. Ebenfalls solltest du den Schöpfer fragen, ob es sicher ist, den Klienten zu einem engen Freund zu machen, bevor du dies tust.

—

**Heiler haben die Herausforderung,
selbst in den ungünstigsten Bedingungen in
positiver, gesunder Verfassung zu bleiben.
Um auf einen anderen aufpassen zu können,
musst du zuerst auf dich selbst aufpassen.**

—

Ohne es überhaupt zu wissen, behandelst du den Klienten womöglich auf dieselbe Weise, wie es ihr negatives Unterbewusstsein ausstrahlt. In Gedanken und Taten, in gesprochenen Worten und in Handlungen müssen wir andere mit intuitiver Freundlichkeit behandeln. Um dies machen zu können, ist es wichtig, intuitiv den Unterschied zwischen deinen Gefühlen, Programmen und Glaubenssätzen und denen anderer zu erkennen.

19. VERÄNDERE DIE ENERGIE

Ein wichtiges Detail, an das du dich erinnern solltest, ist, wenn du gewisse Klienten nicht magst, geht es ihnen womöglich nicht besser. Wenn dies geschieht, nimm dir die Zeit, um an deinen Glaubenssätzen in Bezug auf diese Klienten zu arbeiten.

Ich hatte eine Klientin, die zu meinem Office Team (welches auch meine Kinder waren) unfreundlich war. Als ich mit dieser Klientin sprach, war ich nachtragend in Bezug darauf, wie sie meine Tochter behandelt hatte. Frustriert über ihre mangelnden Fortschritte ging ich hoch und fragte: „Gott, warum geht es ihr nicht besser?"

Gott sagte: „Du musst sie mögen, Vianna." Also arbeitete ich an meinen Glaubenssätzen und das nächste Mal, als sie im Büro anrief, war sie zu allen freundlich. Zweifellos konnte sie auf irgendeiner Ebene wahrnehmen, wie ich mich fühlte, und als ich meine Glaubenssätze in Bezug auf die Situation verändert habe, haben sich auch ihre verändert.

20. DUALE GLAUBENSSYSTEME

Beim Graben lösen sich duale Glaubenssysteme normalerweise auf, wenn du den Schlüsselglaubenssatz auflöst. Ich hatte zum Beispiel den dualen Glaubenssatz von „Ich bin reich" und „Ich bin arm". Der gesunde Menschenverstand hat mich dazu gebracht, nach dem entgegengesetzten Glaubenssatz zu suchen, da schließlich mein Bankkonto immer rauf und runter ging, darum ging ich hoch zum Schöpfer und fragte warum.

Vianna: Warum habe ich gerade genug Geld, um es von einem Monat zum nächsten zu schaffen?

Schöpfer: *Warum sorgst du dich? Du hast immer genug von Monat zu Monat.*

Vianna: Warum ist das so?

Creator: *Geld inspiriert dich, Heilungen zu machen. Solange du Geld verdienen musst, wirst du jeden Tag zur Arbeit gehen. Du musst deine Rechnungen bezahlen und dies inspiriert dich, eine Heilerin zu sein.*

(Der Schöpfer sagte mir nicht, dass es daran liegt, weil ich duale Glaubenssysteme habe, denn es ist der Schlüssel- oder Grundglaubenssatz, der wichtig ist.)

Vianna: Oh nein, Schöpfer, ich würde trotzdem jeden Tag zur Arbeit gehen, auch wenn ich reichlich Geld hätte!

Schöpfer: *Wirklich? Letzten Mittwoch hast du dich nicht gut gefühlt, gingst trotzdem zur Arbeit und hast ein kleines Mädchen geheilt. Hättest du aber viel Geldrücklagen gehabt, wärst du im Bett geblieben. Du solltest vielleicht lernen, ein Heiler zu sein, ohne dass Geld deine Inspiration ist.*

Nach dieser Glaubensarbeitssitzung habe ich mich neu fokussiert, dass ich Heilungen aus Liebe mache, und darauf, dass sich meine finanzielle Situation verändert. Manchmal geht es bei der Glaubensarbeit nicht um ein duales Glaubenssystem, sondern um Folgendes: „Warum habe ich mir das im Leben erschaffen?" Das bedeutet nicht, dass Menschen keine dualen Glaubenssätze im Prozess des Grabens haben, du solltest dich jedoch auf den Schlüsselglaubenssatz, der darunter liegt, fokussieren.

Etwas, das einige ThetaHealer sagen, nachdem sie einige Jahre lang Glaubensarbeit angewendet haben, ist, dass sie alle ihre Glaubenssätze bearbeitet haben und nichts mehr zu bearbeiten übrig haben. Diesen Menschen sage ich „Okay, aber ohne weitere Glaubensarbeit wirst du dich nicht weiterentwickeln", denn dein Ego ist dein größter Feind.

21. ÄRGER UND MISSGUNST

Jede Person in deinem Leben dient dir auf eine gewisse Weise. Wenn eine bestimmte Person dir Schwierigkeiten bereitet und Widerstand leistet, ist dies vielleicht die Art, wie sie motiviert ist. Sind sie motiviert durch Individuen, die Widerstand in ihrem Leben schaffen? Frage sie nach den Menschen in ihrem Leben und wie sie durch diese beeinflusst werden.

Du kannst individuellen Ärger und Groll durch Glaubensarbeit auflösen und im gleichen Moment solltest du auch die dazugehörige Missgunst auflösen. Dies kannst du tun, indem du den Klienten fragst, ob er irgendjemandem oder irgendetwas gegenüber Missgunst empfindet, welche ihm dient.

22. DEM SCHLÜSSELGLAUBENSSATZ NAHEKOMMEN

Du wirst erkennen, wann du dem Schlüsselglaubenssatz nahe bist, wenn du anfängst, dich etwas unbehaglich oder müde zu fühlen (oder dein Klient dies tut). Dein Klient sagt womöglich, dass er keine Glaubensarbeit machen oder einfach aufgeben möchte. Dies geschieht, weil es für das Unterbewusstsein die letzte Chance ist, an diesem Programm festzuhalten, von dem es denkt, dass es hilfreich ist. Normalerweise hält das Gehirn den Glaubenssatz fest, wenn sich dieser Glaubenssatz auf unserer historischen Ebene befindet (*siehe Seite 13*).

Ein gutes Beispiel ist, die Glaubensarbeit mit jemandem, der Brustkrebs hat. Anfangs ist die Klientin voller Zufriedenheit, aber während die Glaubensarbeitssitzung fortgesetzt wird, kann sie schwieriger und konfrontationsfreudiger werden. Wenn die Klientin anfängt, so zu reagieren, stehen die Chancen gut, dass du dem Schlüsselglaubenssatz nahe bist. Ärger in einer Glaubensarbeitssitzung kann auch ein Anhaltspunkt sein, dass es dem Klienten anfängt besser zu gehen. Wenn Menschen krank werden, kommen sie oft an den Punkt, an dem sie sich selbst aufgeben und apathisch werden. In diesem Fall kann

Ärger die Nebennieren stimulieren, ihre Energie anregen und so wieder ihren Lebenswillen wecken.

Ein weiterer Anhaltspunkt, dass du dem Schlüsselglaubenssatz nahe kommst, ist, wenn der Klient anfängt, dir auf die Nerven zu gehen. Nichtsdestotrotz sollte der Schlüsselglaubenssatz vor dem Ende der Sitzung gefunden werden, da der Klient sonst eine Heilkrise erfährt. Mache mit der Sitzung weiter, bis sich der Klient wohlfühlt und sich friedlich verhält.

～ WICHTIGE ERINNERUNG ～

Nutze keine Notizbücher, um dir über deine Klienten Notizen zu machen. Wenn du Glaubenssätze aufschreibst, bist du nicht anwesend und arbeitest nicht aus dem Herzen. Keine Notizen zu machen, hilft dem Klienten, sich sicher zu fühlen, und solltest du während einer Sitzung ein Durcheinander bekommen oder dich verlieren, dann frage den Schöpfer um Führung.

23. DOWNLOADS, DIE EINEN NEGATIVEN GLAUBENSSATZ ANDEUTEN

In einigen Fällen, wenn du dem Klienten Downloads von neuen Gefühlen gibst, werden Glaubenssysteme entlassen, die sogar andeuten, dass du den Schlüsselglaubenssatz gefunden hast. Wenn du beispielsweise das Gefühl von „Ich verstehe, wie es sich anfühlt, gütig und freundlich zu sein" lehrst, bringt dies vielleicht die Themen „Es ist zu gefährlich, freundlich zu sein" und „Ich werde ausgenutzt und verletzt, wenn ich freundlich bin" hoch. Wenn das passiert, lehnt der Klient den Download möglicherweise ab.

In den meisten Fällen wird sich der Klient euphorisch fühlen, wenn du ein Gefühl herunterlädst. Gibt es aber ein Muster, welches für den Klienten im Konflikt mit dem Download steht, wird dies unstimmige Gefühle auslösen und er wird ihn nicht annehmen. Aus diesem Grund ist es am besten, den Klienten zu fragen, wie er sich fühlt, wenn er die neuen Gefühle akzeptiert hat, nachdem du den Download eines Gefühls bezeugt hast.

In ThetaHealing isolieren wir nicht nur den Glaubenssatz, der ersetzt werden sollte, sondern fügen auch neue Glaubenssätze hinzu. Wenn wir einen Glaubenssatz erkennen und verstehen, wie er uns in der Gegenwart dient, dann können wir in die Zukunft schauen und sehen, ob es etwas ist, was wir noch brauchen, ob es etwas ist, was wir verändern können, und wie wir es verwenden.

—

Glaubensarbeit ist immer Vergangenheit, Gegenwart und Zukunft. Wir arbeiten immer daran, warum wir sind, was wir sind, und wie wir uns selbst verstehen können.

—

24. ZELLEN REDEN MIT ZELLEN

Wir wissen, dass die Zellen im Körper miteinander verbunden sind und durch eine unerklärliche Sprache, die nicht klar definiert ist, kommunizieren. Darum ist es ebenfalls möglich, dass unsere Zellen mit den Zellen einer anderen Person durch projektierte Gedanken kommunizieren. Diese Übermittlung funktioniert auf die gleiche Art und Weise, wie wenn wir mit der Alles was Ist Energie verbunden sind. Auf diese Weise kann die Essenz der reinen Gedanken durch körperliche Berührung projiziert werden, um Zellinformationen – wie das Visualisieren, das Schicken des Bewusstseins, oder das Erschaffen von Heilungen – zu kommunizieren, vorausgesetzt, der Körper empfindet die Botschaft nicht als Angriff (was oft der Fall ist, wenn der Klient sexuellen oder körperlichen Missbrauch erfahren hat, denn Berührung muss einvernehmlich sein).

Wenn du auf Zellebene mit jemandem kommunizierst, ist es wichtig, dass du im Theta-Zustand bist. Wenn du die Hand des Klienten im Theta-Zustand berührst, wird, so glaube ich, die Essenz des Zellwissens augenblicklich in sein Zellwissen transferiert. Diese Nachricht bringt den Klienten automatisch mit dir in eine Theta-Gehirnwelle und dadurch in einen optimalen Zustand, Heilungen anzunehmen.

Allerdings gilt es zu erwähnen, dass es üblicherweise einen **Schlafzyklus** braucht, damit alle Informationen von den Zellen des Gehirns verstanden werden. Ebenfalls sollte klar sein, dass diese Heilung auf Zellebene die Glaubensarbeit, Gefühlsarbeit und das Graben nicht ersetzen kann, da sich der Klient der Gefühle und Programme, die er akzeptiert, bewusst sein muss.

25. DIE KUNST DER GLAUBENSARBEIT AN SICH SELBST

An sich selbst Glaubensarbeit und Graben anzuwenden, braucht etwas Disziplin, aber die beiden folgenden Methoden sind effizient darin, Glaubenssätze aufzudecken.

GLAUBENSARBEIT METHODE 1

Wenn du diese Methode anwendest, kannst du deinen Schlüsselglaubenssatz bei dir selbst auf einfache Weise finden, indem du sowohl Praktizierender als auch Klient bist. Stelle dir vor, wie du vor dir selbst sitzt und wie du mit dir selbst sprichst, während du mit dem Schöpfer verbunden bist und mit ihm sprichst. Mache den Energietest für die Programme, die hochkommen. Wenn du mit dir selbst arbeitest, musst du jedes Programm genau wie in einer Sitzung mit einem Anwender laut aussprechen. Arbeite mit dir selbst, indem du zum Schöpfer hoch gehst und fragst:

- Wann hat das angefangen? Zeig mir, wo das begonnen hat.

- Wie alt war ich, als das angefangen hat?

- Geht es noch tiefer?

- Wie hilft mir das und was habe ich daraus gelernt?

- Warum habe ich das erschaffen?

- Wie hilft es mir?

- Welche Tugend lerne ich daraus?

- Schöpfer, mit was soll ich das ersetzen?

Stelle diese Fragen und erhalte die Antworten, die du brauchst.

In jeder Glaubensarbeit verbindest du dich mit dem Schöpfer, denn dies ist eines der wertvollsten Dinge, die du als Heiler entwickeln kannst. Du fragst den Schöpfer immer, wo der Glaubenssatz dich hinbringt. Du solltest verstehen, dass du zu Gott gehen kannst, um zu fragen, ob du einen Glaubenssatz hast, und du solltest ein „Ja" oder „Nein" zur Antwort bekommen. Wenn du zum Beispiel Gott fragst, warum du immer krank bist, bekommst du womöglich die Antwort: „Wenn du krank bist, sorgst du dich nicht um all die Dinge in der Welt. Du machst dir nicht mehr so viele Sorgen über dein Geschäft oder deine Kinder. Du kannst dich auf dich selbst konzentrieren und dies nutzen, um Stress zu vermeiden."

GLAUBENSARBEIT METHODE 2

In diesem Prozess stehe auf mit Blick nach Norden. Wenn du „Ja" sagst, sollte dein Körper nach vorne lehnen, wenn du „Nein" sagst nach hinten, um eine negative Antwort anzudeuten. Wenn dein Körper sich gar nicht bewegt, dann bist du höchstwahrscheinlich dehydriert, stelle also sicher, dass du hydriert bist und versuche es nochmal. (Schaue dir Kapitel 2 an für die korrekte Methode des Energietests und den Ablauf.)

Ich habe festgestellt, dass der Selbsttest im Stehen adäquater ist, als wenn du Daumen und Zeigefinger zusammenhältst, um „Ja" und „Nein" zu testen. Es ist sehr nützlich, wenn du Programme testest, mit denen du dich unterbewusst nicht konfrontieren möchtest.

Erlaube dem Schöpfer, dich zu führen

Verschaffe dir etwas Ruhe und Zeit, um mit dir selbst zu arbeiten, indem du einen Termin für dich selbst einträgst. Wir neigen dazu, es zu vermeiden, an uns selbst zu arbeiten, weil das Unterbewusstsein zu übernehmen versucht und uns „Geh und bereite das Abendessen vor" oder „Ich sollte zur Arbeit gehen" sagt. Auf diese Weise versucht das Unterbewusstsein, die Glaubensarbeit zu vermeiden, da es glaubt, uns so sicher zu halten. Wenn du dazu tendierst, die Dinge eher zu fühlen als zu sehen, dann ist es ebenso gut, die Antworten zu fühlen, anstatt sie zu sehen. Ich sage immer, dass ich jeden trainieren kann, zu sehen, aber zu fühlen ist ein Geschenk.

Eine Frage, die mir oft gestellt wird, ist, wie ich den Unterschied zwischen meinem Geist und dem Schöpfer erkenne.

Wenn du hochgehst und dich mit dem Schöpfer verbindest und eine Frage stellst, bekommst du direkt eine Antwort. Wenn die Antwort von deinem Geist kommt, wird dir etwas gesagt wie: „Es wird spät, ich sollte Abendessen kochen gehen." Dies ist nicht der Schöpfer, der mit dir redet. Das bist du, der die Glaubensarbeit vermeiden möchte. Der Schöpfer ist perfekte Liebe und Intelligenz.

Wenn du beispielsweise glaubst, dass Liebe Schmerz ist, wirst du Liebe vermeiden. Wenn du versuchst, daran zu arbeiten, dann könnte mit dem Prozess der Glaubensarbeit an dir selbst ein innerer Kampf entstehen. Dann musst du den Schöpfer fragen, wo dieser Glaubenssatz angefangen hat. Du kannst der Person den Download geben, was wahre Liebe ist, dass wahre Liebe sicher ist, oder du veränderst den Glaubenssatz, dass du Menschen, die du liebst, erlaubst, dich zu verletzen.

—

Dir deiner Glaubenssätze bewusst zu sein, ist sehr wichtig.

—

Glaubensarbeit an mir selbst zu machen (was ich Selbst-Glaubensarbeit nenne), braucht viel Disziplin, sogar für mich. Ich mag es jedoch, zum Schöpfer hoch zu gehen, um Antworten zu bekommen. Direkt mit dem Schöpfer zu arbeiten, kann auch ein Vorteil gegenüber der Zusammenarbeit mit einem anderen Anwender sein, der womöglich das Thema mit dem verwechselt, was *er* denkt, was deine Glaubenssätze sind. In einem solchen Fall würdest du dich höchstwahrscheinlich bedrängt fühlen und wärst nicht zu kooperieren bereit – darum ist es für Anwender sehr wichtig, während einer Sitzung mit dem Schöpfer verbunden zu sein. Auf der anderen Seite kann die Zusammenarbeit mit einem erfahrenen, freundlichen Anwender, bei dem du dich sicher fühlst, verhindern, dass du tiefgreifende Probleme vor dir selbst zu verbergen versuchst.

Nutze die folgenden Downloads für Selbstheilung:

„Ich weiß, dass die Geschichte des Planeten, die historische Ebene und die genetische Ebene zählen und ich weiß, wie ich an ihnen arbeite."

„Ich verstehe, wie es sich anfühlt, zu wissen, warum ich das mache, was ich mache."

„Ich weiß, wie ich mich selbst verstehe und an mir selbst arbeite."

„Ich weiß, wie ich mich mit dem Schöpfer verbinde und nachfrage, warum ich einen Glaubenssatz habe, wann er angefangen hat, wie ich ihn verändern kann, was ich machen sollte, um ihn zu verändern, welche Downloads ich brauche und wie ich die Glaubenssätze auf die höchste und beste Weise verändere."

26. ÜBERKORREKTUR

Wenn du nach deinen Grund- oder Schlüsselglaubenssätzen gräbst, erfährst du möglicherweise eine sogenannte „Überkorrektur". Sobald du anfängst, tiefe Programme loszulassen, und neue Gefühle integrierst, bringt das vielleicht Familienthemen hoch. Dieser Prozess des Auflösens und Installierens gibt dir vermutlich eine starke Ermächtigung und vielleicht hast du dann das Verlangen, ans Telefon zu gehen und diese Menschen anzuschreien. Bevor du handelst, gib dir bitte Zeit, alle diese Gefühle zu verarbeiten, die während einer Glaubensarbeitssitzung hochkommen. Viele dieser Programme wurden vor langer Zeit erschaffen und die Person, die die Bildung dieser Glaubenssätze bei dir ausgelöst hat, hat sich wahrscheinlich seither verändert. Sie ist nicht mehr die gleiche Person und würde es nicht verstehen, warum du sie anschreist, und du würdest auch keine Absolution erhalten, wenn du dies machst.

—

**Gib dein Bestes, das Überkorrigieren
von Situationen oder Themen, die du mit
einer anderen Person hattest, zu unterlassen,
bis du wieder ausgeglichener bist.**

—

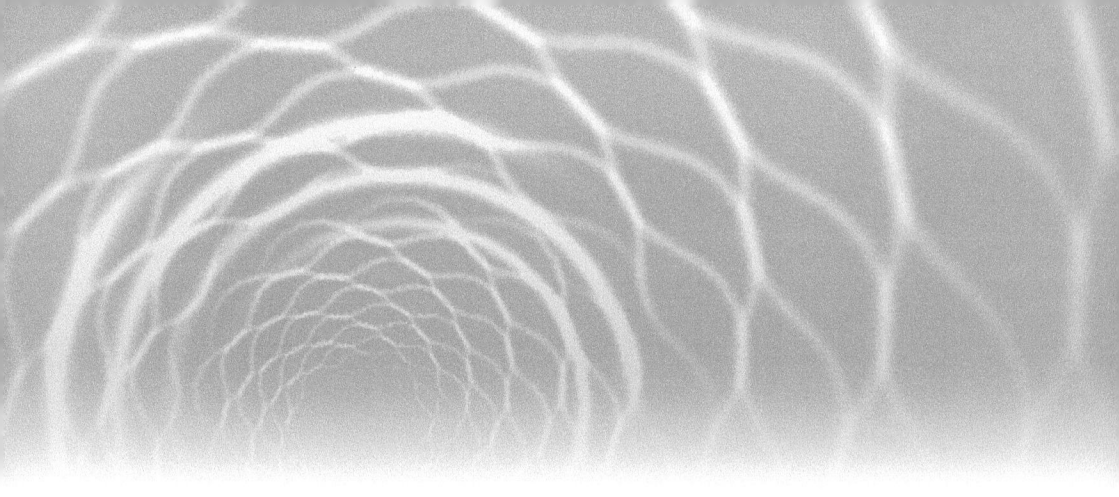

Kapitel 5

DIE FÜNF GRUNDLEGENDEN SCHRITTE DES GRABENS IN DER GLAUBENSARBEIT

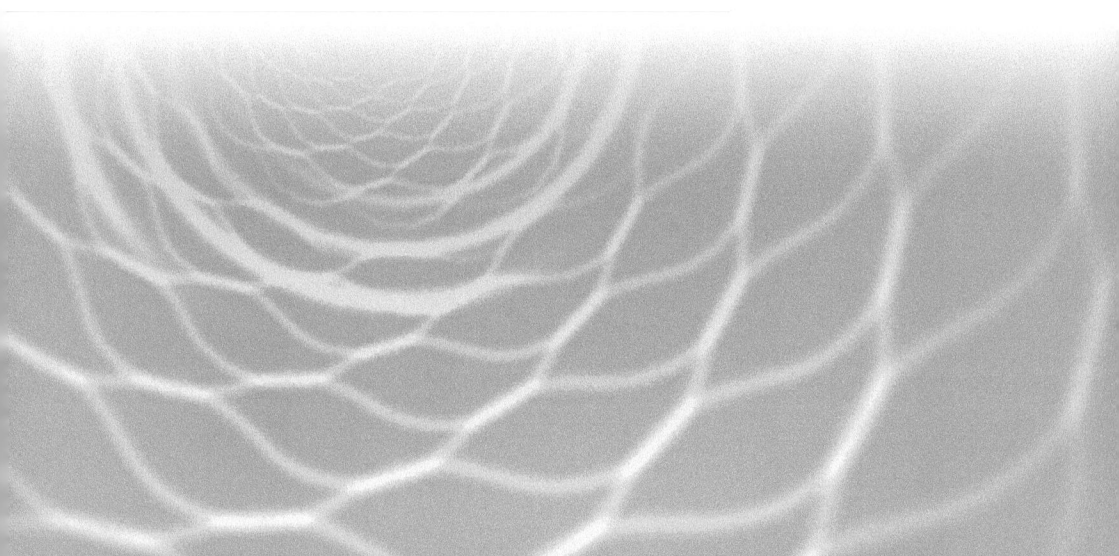

Als Anwender, der mit Klienten arbeitet, gibt es fünf essenzielle Schritte, um nach Glaubenssätzen zu graben, welche wir in diesem Kapitel abdecken werden, bevor wir im nächsten Kapitel die tiefer greifenden Anwendungen behandeln werden:

1. **Beziehung aufbauen:** Ein Vertrauensverhältnis zwischen dem Klienten und dem Anwender wird eine offene Kommunikation ermöglichen.

2. **Identifiziere das Thema:** Dies ist das Thema, an welchem der Klient gerne arbeiten möchte.

3. **Nutze die grundlegenden Schlüsselwörter und Fragen:** Beginne mit der Anwendung des Grabens nach dem Schlüssel- oder Grundglaubenssatz des Klienten, um alle anderen Glaubenssätze, welche auf ihm gestapelt sind, aufzulösen.

4. **Verändere die Glaubenssätze:** Verbinde dich mit dem Schöpfer und bezeuge, wie die Glaubenssätze auf allen vier Glaubensebenen verändert werden: Kern-, genetische, historische und Seelenebene.

5. **Bestätige die Veränderung:** Bestätige, dass die Glaubenssätze verändert sind, indem du den Energietest für jeden Glaubenssatz machst, der entlassen und ersetzt wurde.

Lass uns jeden dieser fünf Schritte etwas detaillierter anschauen.

SCHRITT 1: BEZIEHUNG AUFBAUEN

Beginne, indem du den Klienten begrüßt, sodass er sich wohlfühlen kann. Durch das Schaffen eines Vertrauensverhältnisses wird eine offene Kommunikation zwischen dir und deinem Klienten gefördert.

Zuhören, anerkennen und fragen

Höre dem Klienten zu, was er zu sagen hat, und erkenne es an. Gehe dann weiter und stelle Fragen, ohne aggressiv zu sein.

Sei offen für das, was der Klient zu sagen hat, und sei dir der Energie, die mit jeder Aussage einhergeht, bewusst, denn jede Aussage ist ein Anhaltspunkt für den Grund- oder Schlüsselglaubenssatz. Lege dem Klienten keine Worte in den

Mund, sondern gib ihm das Gefühl, dass alle seine Aussagen Gültigkeit und Wert haben – was auch so ist, denn jede Person ist anders als alle anderen auf dieser Welt. Obwohl es Ähnlichkeiten bei Glaubenssätzen gibt, sollte jede Person als einzigartiges Individuum behandelt werden.

Schaffe Augenkontakt und lies die Körpersprache

Es ist wichtig, mit dem Klienten Augenkontakt zu haben und seine **Körpersprache** zu beobachten, da auch ihre physischen Antworten anzeigen, wann wir einen sensiblen Punkt im Dialog der Glaubensarbeit erreicht haben.

SCHRITT 2: IDENTIFIZIERE DAS THEMA

Frage zu Beginn der Glaubensarbeitssitzung den Klienten, was er erreichen möchte. Es gibt so viele mögliche Zugänge bei Glaubenssätzen, an denen man arbeiten könnte, aber erinnere dich, dass es in der Sitzung um den Klienten, um seine Bedürfnisse und darum, was er gerne bearbeiten möchte, geht.

Frage den Klienten: „An was würdest du heute gerne arbeiten?"

Wenn der Klient zum Beispiel „Ich würde gerne an meinen Familienthemen arbeiten" antwortet, ist dieses Thema der „Einstiegs-Glaubenssatz" und der Ausgangspunkt, welcher uns zum Schlüsselglaubenssatz führen dürfte – dem Ursprung dieses Themas. Dieser Glaubenssatz stellt höchstwahrscheinlich eine Situation im Leben des Klienten dar, die der Klient gerne verändern würde.

Energietest

Mache den Energietest, um festzustellen, was der Klient in Bezug auf das Thema für wahr hält (siehe Kapitel 2 für die richtige Art, den Energietest anzuwenden).

Sei aufmerksam und achte darauf, dass der Klient seine Finger immer fest zusammenhält und das Öffnen nur als unterbewusste Reaktion auf die ausgesprochenen Aussagen geschieht. Sei vorsichtig, dass der Klient seine Finger nicht bewusst zu öffnen oder zu schließen versucht, um den Test zu manipulieren.

Setze Ziele mit dem Einstiegs-Glaubenssatz

Setze ein allgemeines Ziel für den Klienten, indem du zum Beispiel sagst: „Lass uns das Thema erforschen und ihm auf den Grund gehen." Denke daran, keine Notizen in einem Notizbuch zu machen, da dies dem Klienten das Gefühl geben könnte, dass etwas mit ihm nicht stimmt oder er studiert oder analysiert wird.

SCHRITT 3: NUTZE DIE GRUNDLEGENDEN SCHLÜSSELWÖRTER UND FRAGEN

Um den Schlüsselglaubenssatz des Klienten durch Graben zu finden, sollte dein Ansatz der eines intuitiven Forschers sein. Stelle dem Klienten Fragen. Nutze hierzu die grundlegenden Schlüsselworte, um die Muster und negativen Glaubenssätze zu identifizieren:

- Wann?

- Was?

- Wer?

- Wo?

- Warum?

- Wie?

Nutze diese Schlüsselwörter, um nach dem Glaubenssatz zu graben, wie dies in der Tabelle unten beschrieben wird.

Schlüsselworte	Beispiel
Wann?	*Wann* ist dies zum ersten Mal passiert?
Was?	*Was* hast du daraus gelernt?
Wer?	*Wer* hat dir das gesagt?

Wo?	*Wo* hat das angefangen? *Wo* warst du, als das passiert ist?
Warum?	*Warum* denkst du, dass du krank bist?
Wie?	*Wie* fühlst du dich dabei? *Wie* dient dir das?

Wenn du diese Schlüsselwörter in Verbindung mit Fragen nutzt, schaffst du eine Öffnung in die tieferen Glaubensprogramme des Klienten. Von hier aus gibt es zehn verschiedene Ansätze des Grabens, oder Abkürzungen, um den Schlüsselglaubenssatz zu identifizieren – abhängig vom Thema, das bearbeitet wird. Wir werden die zehn Ansätze des Grabens im nächsten Kapitel detailliert besprechen.

SCHRITT 4: VERÄNDERE DIE GLAUBENSSÄTZE

Einige Anhaltspunkte, dass du den Schlüsselglaubenssatz erreicht hast, sind, wenn der Klient sich wiederholt, sich versteckt oder im Frage-Antwort-Szenario im Kreis dreht. Sei geduldig und beharrlich, den tiefsten Glaubenssatz zu finden. Darüber hinaus wird der Klient versuchen, dich abzulenken, indem er das Thema wechselt und/oder nervös und emotional wird.

Der Klient kann auch emotional werden, nervöse Bewegungen machen, unruhig auf seinem Stuhl hin und her rutschen, seinen Kopf kratzen, seine Arme verschränken, weinerlich werden und eine unregelmäßige Atmung zeigen. Der Klient schaut vielleicht auch auf seine Füße hinunter und vermeidet Augenkontakt.

Diese Körpersprache deutet auf den Versuch des Unterbewusstseins hin, am Schlüsselglaubenssatz festzuhalten.

—

**Fühlt sich der Klient während
einer Glaubensarbeitssitzung unbehaglich,
frage ihn, ob er den Download haben
möchte, wie es sich anfühlt, sicher zu sein.**

—

Glaubenssätze durch den Schöpfer verändern

Ich sage oft, dass ich den einfachsten Job der Welt habe. Alles, was ich machen muss, ist, dem Schöpfer zuzuhören und das zu tun, was mir gesagt wird. Auf dieselbe Weise wie du das Graben anwendest, solltest du (unabhängig davon, ob du mit dir selbst, einer anderen Person oder einem Klienten arbeitest) von einem Standpunkt des Miterschaffens mit dem Schöpfer arbeiten. Alles, was du machen musst, ist, dem Schöpfer zuzuhören.

Stelle während der gesamten Sitzung sicher, dass du mit dem Klienten aus der Perspektive der Siebten Ebene, durch den Schöpfer von Allem was Ist, interagierst. Dies bedeutet, dass die Interaktion des Grabens von der Siebten Ebene der Existenz und nicht von der Dritten Ebene ausgeht. Das Miterschaffen ermöglicht dir, aus deinem eigenen Paradigma heraus und in das des Klienten hinein zu gehen. Erlaube es deinem eigenen Urteilsvermögen nicht, deine Ermittlung in der Glaubensarbeitssitzung zu beeinflussen. Denke daran: Bei der Anwendung des Grabens geht es um den Klienten.

—

Eine Glaubensarbeitssitzung ist eine Interaktion zwischen dem Klienten, dem Anwender und dem Schöpfer. Der Schöpfer ist immer bei dir.

—

Frage den Schöpfer

Wenn du mit einem Klienten arbeitest, vermeide es, deine Glaubenssätze oder Gefühle mit in die Ermittlung einzubringen. Die beste Art, dies zu tun, besteht darin, fest mit der Perspektive des Schöpfers verbunden zu bleiben. Wie bereits beschrieben, könnte der Klient sich wiederholen, verstecken oder sich im Frage-Antwort-Szenario im Kreis drehen. Sei geduldig und hartnäckig, um den tiefsten Glaubenssatz zu finden.

Bitte den Schöpfer immer um Hilfe, wenn du zusätzliche Führung brauchst. Bitte den Schöpfer, dich in deiner Graben-Sitzung zu führen. Bitte zum Beispiel den Schöpfer, dir den Grund- oder Schlüsselglaubenssatz zu nennen, welche Glaubenssätze du testen und welche Gefühle du herunterladen solltest.

Du fragst womöglich: „Schöpfer von Allem was Ist, es ist erbittet, dass du mir das Gefühl sagst, welches für diese Person heruntergeladen werden sollte. Danke. Es ist vollbracht, es ist vollbracht, es ist vollbracht.»

Du kannst den Schöpfer auch während einer Glaubensarbeitssitzung mit folgenden Themen aufsuchen:

- Wenn du dich unsicher fühlst, frage den Schöpfer, welche Fragen du dem Klienten stellen sollst.

- Wenn ein Klient mehrere Themen vorschlägt, frage den Schöpfer, auf welches du dich zuerst fokussieren solltest.

- Um zu fragen, ob ein bestimmter Glaubenssatz der Schlüsselglaubenssatz ist.

- Um nach einem neuen positiven Glaubenssatz zu fragen, der den negativen ersetzt.

- Um nach den positiven Gefühlen zu fragen, die der Person in dieser Situation als Download helfen können.

Du fragst vielleicht auch: „Schöpfer von Allem was Ist, welche Gefühle braucht diese Person? Danke. Es ist vollbracht, es ist vollbracht, es ist vollbracht."

Du kannst auch den Glaubenssatz *verändern* und Gefühle durch *den Schöpfer* herunterladen indem du

- eine Heilung auf alle negativen Glaubenssätze machst, die du während einer Sitzung gefunden hast, indem du die Downloads der Gefühle machst, die benötigt werden,

- den Klienten auf den Schlüsselglaubenssatz aufmerksam machst,

- hochgehst, und dich mit dem Schöpfer verbindest und bezeugst, wie die Glaubenssätze auf Kern-, genetischer, historischer und **Seelenebene** verändert werden.

SCHRITT 5: BESTÄTIGE DIE VERÄNDERUNG

Bestätige, dass der Glaubenssatz entlassen und ersetzt wurde, indem du den Energietest für den Glaubenssatz machst, der verändert wurde (siehe Kapitel 2 für die richtige Art des Energietests). Dies gibt sowohl dir als auch dem Klienten eine Bestätigung.

Wie im vorangegangenen Kapitel beschrieben, wirst du wissen, wann du dem Schlüsselglaubenssatz nahe bist, wenn der Klient verbal defensiv oder unruhig wird oder zu weinen beginnt. Diese Art des Widerstandes ist ein Versuch des Unterbe-wusstseins, am Schlüsselglaubenssatz festzuhalten. Fühlt sich der Klient unwohl während der Glaubensarbeit, frage ihn, ob du ihm den Download geben kannst, wie es *sich anfühlt*, sicher zu sein.

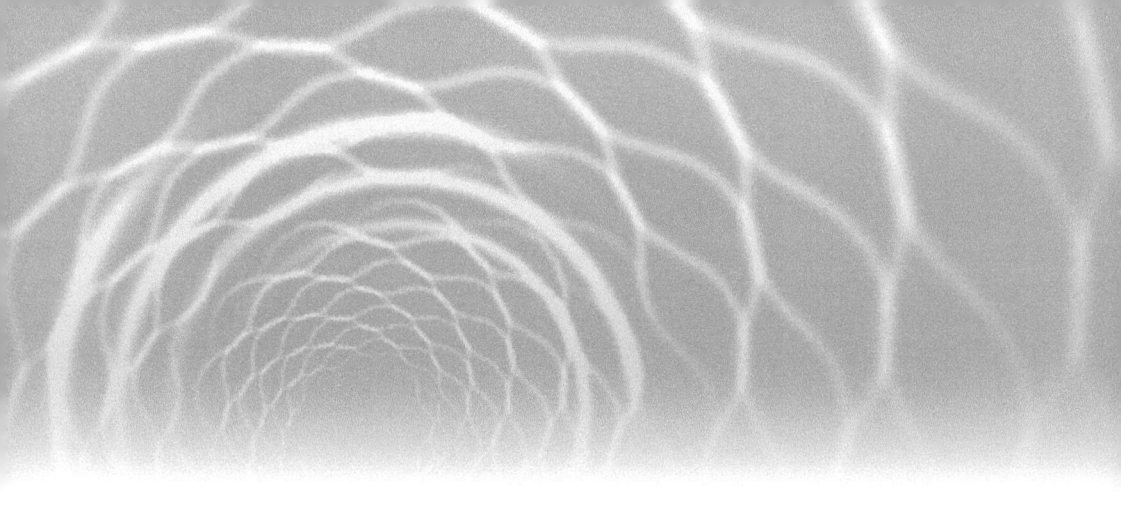

Kapitel 6

DIE 10 ANSÄTZE (ODER ABKÜRZUNGEN) DES GRABENS

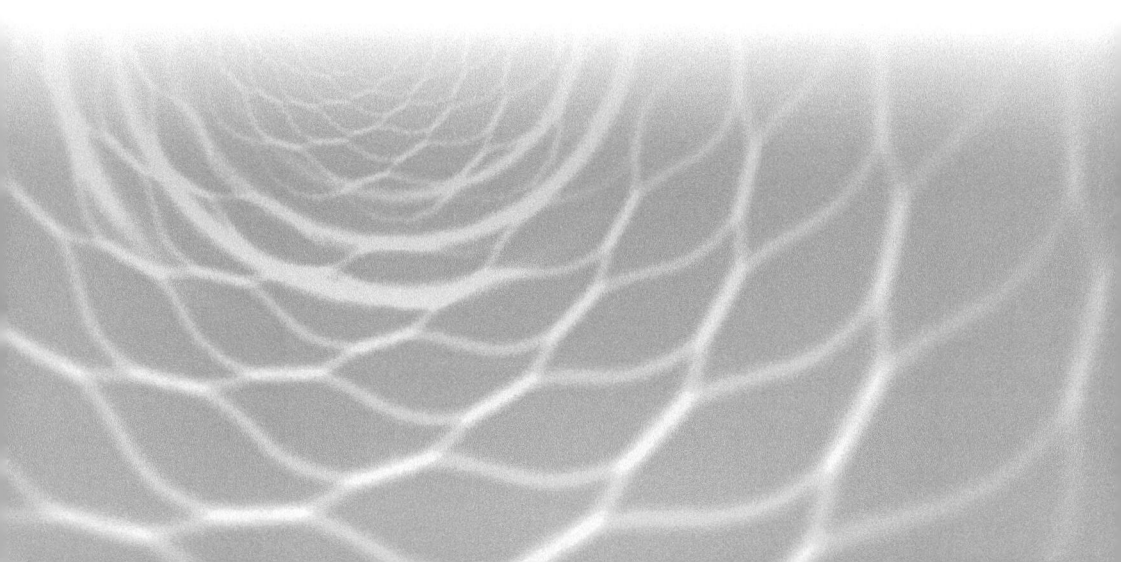

Es gibt 10 Ansätze oder Abkürzungen des Grabens, welche du vom Thema abhängig nutzen kannst, um den Schlüsselglaubenssatz zu identifizieren. Alle diese Ansätze können in einer einzelnen Glaubensarbeitssitzung ineinander verflochten werden.

Ansatz des Grabens	Beschreibung
1. Angst	Identifiziere die tiefste Angst, welche unter allen anderen Ängsten liegt.
2. Groll	Verstehe die Situation, indem du fragst „Wann wurde der Groll erschaffen?" und „Was ist der Grund für den Groll?". Dieser Ansatz kann für alle negativen Emotionen außer Angst genutzt werden.

Ansatz des Grabens	Beschreibung
3. Krankheit 1	Stelle fest, wann die Krankheit erschaffen wurde. Frage „Wie dient dir die Krankheit und welche guten Dinge sind dir widerfahren, seit du krank bist?»
4. Krankheit 2	Stelle dir vor, die Krankheit ist in der Zukunft weg. Frage „Was würde passieren, wenn du vollständig gesund bist?"
5. Manifestieren	Der Klient stellt sich vor, was er gerne manifestieren möchte. Stelle Fragen, um das Thema zu erkennen, beispielsweise „Was würde passieren, wenn du das, was du möchtest, bekommen würdest?"
6. Genetisch	Identifiziere das Thema, indem du fragst, ob ein gewisser Glaubenssatz von der Mutter, dem Vater oder einem Vorfahren des Klienten stammt.
7. Historische Ebene	Arbeite an den Glaubenssätzen, die von vergangenen Leben und dem Gruppenbewusstsein mitgebracht wurden.
8. Das Unmögliche	Lehre das Gehirn, dass das, was als unmöglich erscheint, dennoch möglich sein kann.

Ansatz des Grabens	Beschreibung
9. Graben an der Gegenwart – lernen aus Mühsal	Schaffe das Bewusstsein, dass jedes Mühsal einen tieferen Zweck erfüllt. Frage „Was profitierst du von diesem Mühsal, welches du erfährst?"
10. Tugenden Lernen	Die Bestimmung der Seelen in diesem Leben ist, Tugenden zu lernen und Fähigkeiten zu entwickeln. Frage „Welche Tugenden entwickelst du aus dieser Erfahrung?"

Unter den 10 Ansätzen sind Angst und Groll die grundlegenden Ansätze und die Grundsteine für die anderen Ansätze des Grabens. Denke daran, dass die Ansätze, die in diesem Kapitel beschrieben sind, nur Vorschläge für deine Sitzung mit Klienten sind, denn keine zwei Personen sind identisch und jede Graben-Sitzung wird anders verlaufen. Die Anwendung des Grabens ist ein intuitives Erforschen und Finden des Grund- oder Schlüsselglaubenssatz in einer Kunstform. Die 10 Ansätze sind daher lediglich einfache Vorschläge, wie du eine Glaubensarbeitssitzung führen kannst.

Die Anwendung des Grabens ist die Suche nach dem Schlüsselglaubenssatz, der das Programm erschaffen hat, um alle darüber gestapelten Glaubenssätze ebenfalls aufzulösen. Um beim Graben qualifiziert zu werden, brauchst du das Verständnis, wie das Stellen der richtigen Fragen den zugrunde liegenden Schlüsselglaubenssatz identifizieren kann. Die nachfolgenden 10 Ansätze sind bestrebt, dich bei diesem Vorhaben zu führen:

ANSATZ DES GRABENS 1: ANGST

Allgemein gesehen gibt es zwei verschiedene emotionale Energien, die uns motivieren: Angst und Liebe. Liebe sollte die erste Motivation sein, aber das ist nicht immer der Fall. Bedingungslose Liebe ist die höchste Schwingung im Universum und Angst ist eine der tiefsten. In der Glaubensarbeit haben wir nicht vor, die emotionale Antwort auf Angst zu verändern, da dies eine natürliche menschliche Reaktion ist; es ist unsere eingebaute Überlebensantwort für Notfälle. Darum ist es wichtig, fähig zu sein, den Unterschied zwischen nicht funktionierenden „Angst-Programmen" und den gelegentlichen normalen Notfall-Antworten auf Angst zu erkennen.

In einer konstanten Angst zu leben, ist ein negatives Programm, ebenso Phobien, und hierbei stellt die Angst auch ein Problem dar. Unkontrollierte Angst kann so ziemlich alles blockieren, das beinhaltet Liebe, wohingegen sich zwanghafte Ängste in Phobien verwandeln können. Eine Art, eine Phobie zu verändern, sind Glaubensarbeit und das Finden des Schlüsselglaubens-satzes, welcher die Phobie aufrecht hält.

—

**Zwanghafte irrationale Angst erreicht nichts.
Die negative Energie von Angst, Zweifel und
Unglauben sind einige der größten Blockaden,
die sich in der Glaubensarbeit zeigen.**

—

Bei jeglichen intuitiven Prozessen sollte deinerseits Angst niemals in den Quotienten der Heilung hineinspielen. Bevor du mit Klienten arbeitest, ist es wichtig, jegliche deiner Ängste und Vorurteile zu klären.

Anstatt die Arbeit des Schöpfers zu bezeugen, werden einige Heiler ängstlich, dass die Anwendung nicht funktioniert, und schmücken die Glaubenssätze des Klienten in der Anwendung des Grabens aus. Das Ausschmücken kann dazu führen, dass der Klient durch unnötige Emotionen gehen muss, und was in 30 Sekunden hätte beendet werden können, kann für den Klienten nun viel länger dauern.

Das Graben beginnen

Folge dem Weg der Angstglaubenssätze bis zur Quelle der größten Angst, indem du Schlüsselfragen stellst, um festzustellen, woher dieses Gefühl kam, wie es passiert ist und wann es begann. Diese Fragen werden das Unterbewusstsein des Klienten für seine tieferen Glaubenssätze öffnen.

Um die größte Angst zu finden, welche unter allen Ängsten liegt, frage:

- Wovor fürchtest du dich?

- Was ist deine größte Angst?

- Was wäre das schlimmste, das dir passieren kann (wenn du in der gegebenen Situation bist)?

- Wie hat sich das angefühlt, als es passiert ist?

- Was würde in dieser Situation als Nächstes passieren?

- Wann hast du diese Angst zum ersten Mal gefühlt? Wann hat sie angefangen?

- Was wäre das schlimmste, was dir passieren kann, wenn du mit deiner größten Angst konfrontiert bist?

Also, wenn du nach Ängsten gräbst, ist die erste Frage: „Wovor fürchtest du dich?"

Der Klient wird zum Beispiel antworten: „Ich habe Angst vor Wasser."

Dann fragst du: „Was würde mit dir geschehen durch deine Angst vor dem Wasser?"

Der Klient sagt: „Ich würde ertrinken."

Wenn der Klient vor etwas bestimmtem Angst hat, ist es selten das, wovor er tatsächlich Angst hat, normalerweise liegt dieser Angst eine Ursache zugrunde.

Wenn jemand Angst vor Wasser hat und es den Glaubenssatz „Ich fürchte mich vor Wasser" und du löst diesen auf und ersetzt ihn durch „Ich bin furchtlos vor Wasser", dann würde sich nichts ändern, denn Wasser ist nicht unbedingt das, wovor der Klient Angst hat. Die Angst kommt woanders her.

An diesem Punkt weißt du, dass die Angst des Klienten nicht das Wasser ist, sondern, dass es sich so präsentiert. Als Nächstes folgst du der Angst bis zum Schlüsselglaubenssatz, damit der Klient erkennen kann, wovor er Angst hat.

Anwender: Was passiert, wenn du ertrinkst?

Klient: *Wenn ich ertrinke, würde ich sterben.*

Anwender: Und dann, was würde passieren?

Klient: *Wenn ich sterbe, werde ich meine Kinder zurücklassen, und wenn ich meine Kinder zurücklasse, werde ich ein Versager sein, und wenn ich ein Versager bin, werde ich Gott enttäuschen, und wenn ich Gott enttäusche, ist es falsch für mich, ins Licht zu gehen. Ich werde in der Dunkelheit steckenbleiben.*

Mit diesen Aussagen hat der Klient seine eigene Glaubensarbeit gemacht. Der Anwender hat die Schlüsselfragewörter wer, was, wann, wo, wie genutzt und zugehört, was der Klient gesagt hat.

—

Verbinde dich mit dem Schöpfer und stelle dazu passende Fragen wie wer, was, wann, wo und wie.

—

Anwender: Was würde passieren, wenn du in der Dunkelheit feststeckst?

Klient: *Ich würde in der Dunkelheit feststecken und wäre im Nichts.*

Der Anwender erkennt nun, dass die Person keine Angst vor dem Wasser hat, sondern vor dem „Nichts". Wenn ein Klient so viele Details gibt, weist dies darauf hin, dass er sich an ein Ereignis erinnert, das für ihn real ist. Es ist egal, wo die Erinnerung herkommt. Führe sie durch sie hindurch, damit sie nicht mitten in ihrer größten Angst zurückgelassen werden. Im oben genannten Szenario ist die wahre Angst des Klienten das „Nichts" und dass er Gott enttäuscht und seine Kinder zurückgelassen hat. Welches die wirkliche Angst ist, hängt davon ab, wie oft der Klient sie wiederholt.

Um den Glaubenssatz zu verändern, bitte den Schöpfer, die Angst vor dem Nichts herauszuziehen und sie mit dem Glaubenssatz, den der Schöpfer dir für den Klienten gibt, zu ersetzen – das ist oft „Du kannst immer auf deine Kinder aufpassen" und „du bist immer vom Schöpfer und der Schöpfungsenergie geliebt". Sobald du die Angst vor dem Nichts veränderst, werden alle anderen Ängste auseinander fallen. Sobald die Angst weg ist, ist es unwahrscheinlich, dass der Klient noch eine Wasserphobie hat. Um dies zu testen, bitte den Klienten, sich vorzustellen, im Wasser zu sein, und frage ihn, wie er sich fühlt.

Ein Anhaltspunkt für einen Schlüsselglaubenssatz ist, wenn der Klient etwas immer und immer wieder wiederholt, zum Beispiel „Ich habe in Gottes Augen versagt" oder „Ich habe gegenüber meinen Kindern versagt", also höre gut zu, was der Klient sagt.

Der Schlüsselglaubenssatz „Ich habe Angst vor dem Nichts" ist eine der größten Ängste der Menschheit. Die „Angst vor dem Nichts" ist die Befürchtung, dass nach dem Tod nichts mehr kommt, dass es keinen Gott gibt und wir alle zum Nichts werden.

Wenn du beim Graben in eine Sackgasse gerätst und nicht weißt, welche Richtung du einschlagen solltest, höre geduldig zu, wie der Klient über seine Gefühle in Bezug auf den Einstiegs-Glaubenssatz spricht. Es kann eine Weile dauern, bis der Klient herausgefunden hat, wo die Angst herkommt, und es könnte sein, dass er in eine andere Zeit und einen anderen Ort gelangt, um sie zu finden.

Setze das Graben fort

Für jeden negativen Grund- oder Schlüsselglaubenssatz kann es einen positiven Grund geben, an dem das Unterbewusstsein festhält. Glaubensarbeit sollte immer ein positives Ergebnis haben, deshalb ist es sehr wichtig, festzustellen, was der Klient aus dieser Glaubenserfahrung lernt.

Wenn du den Schlüsselglaubenssatz des Klienten findest, frage:

Anwender: Was profitierst du davon, diesen Glaubenssatz zu haben?

Client: *Alles, was ich mache, geht schief.*

Anwender: Was hast du gelernt, erreicht oder davon profitiert, diesen Glaubenssatz zu haben?

Das obenstehende Beispiel zeigt dir, wie du dem Klienten helfen kannst, das zu verstehen. Auf Seelenebene hat jede Lebenserfahrung einen Zweck – sogar Angstglaubenssätze.

—

Denke daran, dass Angstprogramme durch die Gene oder die historische Ebene weitergegeben werden können. Ziehe diese Energien heraus, lösche sie, löse sie auf und ersetze sie, wie es benötigt wird.

—

ANSATZ DES GRABENS 2: GROLL

Es gibt immer einen unterschwelligen Grund für Groll. Solange wir jemandem grollen, halten wir die Person von uns fern – auch wenn es sich um eine psychologische Trennung handelt.

Wenn wir grollen, lernen wir etwas aus der Situation oder von der Person und halten so lange am Groll fest, bis wir es gelernt haben.

Wir nutzen Groll ebenfalls, um uns auf dem Planeten Erde zu halten. Groll ist eine sehr schwere Gedankenform zur Liebe, die eine sehr leichte ist. Wenn wir diese leichten Gedankenformen beibehalten, werden wir erleuchteter. Viele Menschen sind von der Erde bereits aufgestiegen, ohne den Planeten durch den Tod zu verlassen. Nun haben wir die Erlaubnis, uns zu erinnern, dass wir erleuchtet sind und auf diesem Planeten erleuchtet werden können, auch wenn unser Unterbewusstsein für diese Idee womöglich noch nicht bereit ist. Um uns also auf dieser Erde geerdet zu halten, kommt Groll ins Spiel. Der Schöpfer sagt: „Wenn wir genug Groll aus unserem Geist befreien, können wir Dinge ohne Berührung bewegen. Groll blockiert unsere spirituellen Fähigkeiten."

Das Gefühl des Grolls wird uns sicherlich in dieser Existenz erden, aber es wird dich auch beschützen vor dem, was du grollst, darum wird das Gehirn dies nicht so einfach entlassen. Lass uns beispielsweise sagen, ein Klient hegt Groll gegen seinen Vater, aber wenn du dieses Programm herausziehst und durch Vergebung ersetzt, bleibt dies vielleicht nur für zwei oder drei Tage so.

Eine meiner Studentinnen saß in der Badewanne und zog all ihre Groll-Programme heraus und am nächsten Tag brauchte sie

Hosen, die zwei Nummern kleiner waren. Eine andere Studentin machte dasselbe, mit dem gleichen Ergebnis – aber als ich es versuchte, habe ich kein Gewicht abgenommen. Wenn wir nicht den Schlüsselglaubenssatz finden, der den Groll hält, wird die Herausforderung (wie auch das Gewicht) zurückkommen.

—

Eines der wichtigsten Dinge in der Glaubensarbeit ist, zu verstehen, dass der Schlüsselglaubenssatz in der Regel positiver Natur ist.

—

Das Graben beginnen

Zum Beispiel hat jemand folgendes Programm: „Ich grolle meinem Vater, weil er mich geschlagen hat."

Wenn du dieses Programm herausziehst und ersetzt, wird sich der Klient für zwei bis drei Tage besser fühlen, aber die einzige Möglichkeit, eine Langzeitveränderungen zu erschaffen, ist, herauszufinden, was daraus *gelernt* wurde, wie es einen positiven Aspekt erschaffen hat und wozu es ihnen dient.

Frage den Klienten: „Was hast du Positives daraus gelernt, dass dein Vater dich geschlagen hat?"

Der Klient wird vermutlich mit dir über deine Frage diskutieren, also bohre mit deiner Frage weiter:

- Wenn es ein *positives Ergebnis* aus dieser Erfahrung gegeben hätte, was wäre es?

- Was hast du daraus gelernt, von deinem Vater geschlagen zu werden?

Der Klient sagt womöglich: „Ich habe gelernt, meine eigenen Kinder niemals zu schlagen."

An diesem Punkt der Sitzung hast du es sowohl mit negativen als auch mit positiven Glaubenssätzen zu tun. Lehre den Klienten, das Vertrauen, welches aus der negativen Situation geschaffen wurde, zu behalten, während du ihm im gleichen Moment einen Download gibst, wie es sich anfühlt, Liebe zu empfangen, ohne verletzt zu werden. Dann kannst du den Energietest mit dem Klienten machen, um zu bestätigen, ob er den Groll noch immer hegt.

Graben-Sitzung: Groll

Den folgenden Ansatz kannst du für Groll und alle anderen negativen Emotionen außer Angst nutzen.

Vianna: Wem grollst du?

Klientin: *Ich grolle meiner Mutter.*

Vianna: Warum grollst du deiner Mutter?

Klientin: *Ich grolle meiner Mutter, weil sie mich immer geschlagen hat. Sie hat mich drinnen eingesperrt und ließ mich nie draußen spielen. Ich bin aufgewachsen, ohne dass ich jemals draußen spielen durfte. Als ich ein Kind war, wollte ich tanzen, musizieren und malen, aber meine Mutter gab für diese Dinge niemals Geld aus.*

Vianna: Hätte sie für diese Dinge Geld gehabt?

Klientin: *Ja.*

Vianna: Sie ließ dich also niemals du selbst sein.

Klientin: *Ja. Sie lebt nun in meiner Nähe, aber ich versuche nicht, mit ihr zu kommunizieren. Sie möchte ihre Beziehung zu mir heilen, aber ich halte Abstand.*

Vianna: Schließe deine Augen. Sag mir, was hast du daraus gelernt, dass sie dich vor all den Jahren geschlagen hat – was hast du Gutes daraus gelernt?

Klientin: *Ich habe gelernt, alles auf meine eigene Weise zu machen.*

Vianna: Was hast du daraus gelernt, hinter dem Fenster eingesperrt zu sein?

Klientin: *Ich habe gelernt, allein zu sein und allein Sachen zu machen.*

Vianna: Was hast du daraus gelernt, dass du deiner künstlerischen Natur nicht folgen konntest?

Klientin: *Das einzige, was ich daraus gelernt habe, war, dass ich dies meinem Kind ermöglichen würde, künstlerisch zu sein. Das versuchte ich, aber sie wollte es nicht.*

Vianna: Habe ich die Erlaubnis, dich zu lehren, dass du deinen Weg gehen kannst, ohne dass dich jemand schlägt? Ohne, dass dich jemand zwingen möchte, einen anderen Weg zu gehen?

Klientin: *Ja.*

Vianna: Habe ich die Erlaubnis, dir den Download zu geben, dass du dich alleine wohlfühlen kannst wie auch mit anderen Menschen, wenn du möchtest?

Klientin: *Ja.*

Vianna: Und dass du deine Unabhängigkeit finden kannst, ohne weggesperrt zu sein?

Klientin: *Ja.*

Vianna: Würdest du gerne wissen, wie du deinen Träumen folgen kannst, anstatt immer von jemandem blockiert zu werden?

Klientin: *Ja.*

Vianna: Dass du deinen Kindern Musik und Kunst anbieten kannst, ohne sie dazu zu zwingen?

Klientin: *Ja.*

Vianna: Gib mir deine Hand und mache einen Kreis mit deinem Daumen und Zeigefinger. Nun mache ich den Energietest für „Ja" und „Nein". Sage „Ja" und sage „Nein". Sage „Ich grolle meiner Mutter".

Klientin: *„Ich grolle meiner Mutter."*

(Sie testet mit einer „Nein"-Antwort.)

Vianna: Sage „Ich kann frei davon sein, dass meine Mutter mein Leben miserabel macht».

Klientin: *Ich kann frei davon sein, dass meine Mutter mein Leben miserabel macht.*

(Dies ist Arbeiten am Groll. Aber ich bin noch nicht fertig.)

Vianna: Möchtest du gerne wissen, wie sich wahre Mutterliebe anfühlt? Was wahre Mutterliebe ist? Die Definition des Schöpfers von Mutterliebe?

Klientin: *Ja.*

Vianna: Würdest du gerne wissen, wie, wann und dass es möglich ist, eine großartige Mutter zu sein?

Klientin: *Ja.*

Vianna: Sage „Ich kann an meiner Mutter arbeiten".

Klientin: *Ich kann an meiner Mutter arbeiten.*

(Sie testet mit einer „Ja"-Antwort.)

Vianna: Sage „Meine Intuition sagt mir, dass meine Mutter besser mit einem anderen Heiler arbeiten sollte".

Klientin: *Meine Intuition sagt mir, dass meine Mutter besser mit einem anderen Heiler arbeiten sollte.*

(Sie testet mit einer „Nein"-Antwort.)

Vianna: Sage „Ich kann an meiner Mutter arbeiten, ohne mich dazu gezwungen zu fühlen."

Klientin: *Ich kann an meiner Mutter arbeiten, ohne mich dazu gezwungen zu fühlen.*

(Sie testet mit einer „Ja"-Antwort.)

Vianna: Würdest du gerne wissen, wie es ist, fähig zu sein, auf eine gute Weise „Nein" zu sagen?

Wie du sehen konntest, haben wir etwas Groll entfernt, aber wäre dies eine normale Sitzung gewesen, wäre die Klientin mit der Glaubensarbeit noch nicht fertig gewesen. Ich hätte alle weiteren Ansätze des Grabens so genutzt, wie ich sie gebraucht hätte, und hätte weiter an den Glaubenssätzen gearbeitet, eine Heilerin und Mutter zu sein.

Setze das Graben fort

Jeder Glaubenssatz dient uns auf irgendeine Weise. Wenn du nicht herausfindest, wozu der Glaubenssatz den Klienten dient, wird sein Gehirn es wieder erschaffen – sogar, wenn es aufgelöst und durch einen neuen Glaubenssatz ersetzt wurde. Finde den Grund hinter dem Groll und verändere, sodass der Klient voranschreiten kann, und löse den Groll permanent auf, indem du Fragen stellst wie:

- Was lernst du aus diesem Glaubenssatz?

- Wie dient er dir?

- Hält dich dieser Glaubenssatz sicher?

- Wie dient dir dieser Groll?

Beispiel

Anwender: Wie dient dir dieser Groll? Was profitierst du davon? Was lernst du daraus?

Klient: *Ich lernte, mich zu übertreffen. Ich lernte, der Beste zu sein, der ich sein konnte, in allem was ich machte, um die Erwartungen meiner Mutter zu erfüllen.*

Beispiel

Anwender: Wie hat es dir gedient? Was hast du daraus gelernt?

Klient: *Ich habe gelernt, dass ich mein eigenes Kind niemals schlagen würde. Ich lernte, mich selbst zufriedenzustellen und unabhängig zu sein. Ich lernte, dass es sicherer ist, allein zu sein.*

Anwender: Habe ich die Erlaubnis, dir den Download zu geben, dass du unabhängig sein kannst, ohne zu versagen? Dass du Liebe empfangen kannst und dass du sicher bist, ohne allein sein zu müssen?

ANSATZ DES GRABENS 3: KRANKHEIT 1

Das Arbeiten an Krankheiten kann manchmal länger dauern, da es einfach ist, am Drama der Krankheit festzuhalten. Wenn wir hochgehen und „Gott, wie viele Glaubenssätze müssen verändert werden?" fragen, bekommen wir eine lange Liste. Wir *sollten* jedoch besser fragen: «Welche Glaubenssätze sollten verändert werden, damit es dieser Person wieder gut geht?" Dann wird die Liste kürzer, denn sobald die Person einen Heiler aufsucht, ist sie womöglich für eine Heilung bereit. Alles hängt jedoch davon ab, die Dinge in der Klienten-Anwender-Interaktion herauszufinden. Wenn der Klient krank ist, sollte zuerst eine Heilung bezeugt werden, um zu sehen, ob es der Person besser geht.

Ich hatte eine Klientin mit Krebs in ihrem ganzen Körper, sie hatte schon einige Chemotherapien hinter sich. Sie war aufdringlich und dreist. Als gute Heilerin habe ich sie erkannt und gefragt: „Was hast du gemacht, um den Krebs zu verändern?" Sie zählte eine lange Liste verschiedener Dinge auf, die sie gemacht hatte. Als sie sprach, ging ich hoch und fragte: „Gott, was braucht sie?"

Mir wurde gesagt, sie brauche etwas Glaubensarbeit. Als ich eine Heilung bezeugte, ging die Energie durch ihren Körper und hatte keinen Effekt. Diese Reaktion sagte mir, dass sie ein gebrochenes Herz hat, daher erklärte ich ihr die Anwendung des Herz-Liedes (die ich im Buch *ThetaHealing für Fortgeschrittene* beschreibe) und sagte ihr, sie solle dies für sich selbst machen, bevor wir wieder zusammen daran arbeiten. Danach gab es Veränderung in ihr. Ich erwartete eine lange Liste, aber der Grund war ein gebrochenes Herz.

—

**Finde heraus, wann und warum
die Krankheit erschaffen wurde.**

—

Das Graben

Nutze den folgenden Prozess, um den Schlüsselglaubenssatz zu finden:

1. Finde heraus, warum und wann die Krankheit erschaffen wurde.

2. Finde heraus, was die Themen sind, und fange an, tiefer zu graben, indem du die ersten zwei Ansätze des Grabens nutzt.

3. Frage den Klienten, wann die Krankheit angefangen hat. Wenn der Klient es nicht mehr weiß, gehe hoch und bitte den Schöpfer um Inspiration.

4. Frage, was im Leben der Person vorging, als die Krankheit angefangen hat, dann grabe tiefer, um das Thema aufzulösen.

Stelle folgende Fragen, um festzustellen, wann die Krankheit erschaffen wurde und warum die Person krank wurde.

- Wann bist du krank geworden?

- Wann hat die Krankheit angefangen?

- Was ist in deinem Leben passiert, als du krank wurdest?

Beispiel

Ein gutes Beispiel, wie eine Krankheit positive Aspekte in das Leben einer Person bringt, wird in der nachfolgenden Geschichte demonstriert.

Eine Frau lief die Straße entlang und wurde von einem Bus angefahren. Sie hatte gebrochene Knochen und musste operiert werden. Als sie aufgeschnitten wurde, stellten sie fest, dass sie Krebs hatte. Mit den gebrochenen Knochen begann die Krebsbehandlung, aber nichts funktionierte. Nachdem sie aus dem Krankenhaus entlassen wurde, arbeitete sie mit vielen ThetaHealing-Anwendern wie auch mit Anwendern anderer Modalitäten, bevor sie zu mir kam. Die Ärzte haben sie aufgegeben und sie saß vor mir und sagte: „Niemand kann mir helfen. Was soll ich machen?"

In einer Situation wie dieser versuche ich jeweils, festzustellen, was passiert ist, als die Krankheit begann.

Vianna: Wann hat der Krebs angefangen?

Frau: *Ich weiß nicht, seit wann ich Krebs habe.*

(Als ich Gott gefragt habe, wurde mir gesagt, dass sie den Krebs vor sieben Jahren bekommen hat.)

Vianna: Was passierte in deinem Leben vor sieben Jahren?

Als ich sie zum ersten Mal fragte, was vor sieben Jahren in ihrem Leben passiert ist, konnte sie sich nicht erinnern. Zu Anfang sagte sie, dass alles zu der Zeit großartig war. An diesem Punkt solltest du dem Klienten sagen, dass er nach Hause gehen soll, um zu reflektieren, was in seinem Leben vor sich ging, als die Krankheit angefangen hat. Sie ging nach Hause, fand ihr Tagebuch und schrieb alles auf, was damals in ihrem Leben vorging.

Am nächsten Tag haben wir wieder miteinander gesprochen. Sie erzählte mir, dass sie vor sieben Jahren noch verheiratet war und ihr Ehemann seine Mutter nach Hause brachte, die sehr pflegebedürftig war. Die Mutter war sehr gemein zu ihr, also ging sie zu ihrem Ehemann und stellte ihm ein Ultimatum. Sie sagte: „Entweder ich oder deine Mutter." Dies ist im Allgemeinen eine schlechte Idee, denn wen hat er gewählt? Richtig, seine Mutter. Also sagte sie zu ihrem Ehemann „Ich werde dich verlassen" und sie ging. Nun war ihre Ehe beendet und ihre Kinder waren wütend auf sie. Da sie ihr ganzes Erwachsenenleben mit ihrem Ehemann und ihren Kindern verbracht hatte, hatte sie keine finanzielle (oder emotionale) Unterstützung außer sich selbst.

Vianna: Was ist dir Gutes im Leben widerfahren, seit du Krebs hast?

Frau: *Als mein Ehemann und meine Kinder herausfanden, dass ich Krebs habe, kamen mein Mann und ich wieder zusammen und meine Beziehung zu meinen Kindern wurde wiederhergestellt. Sogar meine Schwiegermutter redet mit mir und behandelt mich anständig.*

Glaubst du, sie gibt den Krebs auf, der möglicherweise aufgrund des Stresses, wegen des Einzugs der Schwiegermutter und der mangelnden Liebe ihres Ehemannes und ihrer Kinder entstanden ist? Sie hatte alles verloren und nun ist dank dem Krebs ihr Leben zu ihr zurückgekehrt.

Vianna: Wird dein Ehemann bei dir bleiben, wenn du dich vom Krebs erholst?

Frau: *Nein, das würde er nicht.*

Das eigentliche Thema wurde nicht angesprochen, darum würde sie so lange wie möglich krank bleiben. Daher fing ich die Glaubensarbeit an folgenden Themen an:

„Ich bin liebenswürdig."

„Ich kann geliebt werden, ohne krank zu sein."

„Ich kann stark sein, ohne krank zu sein."

„Meine Familie liebt mich, ohne dass ich krank bin."

Wir haben nicht am Krebs selbst gearbeitet, sondern daran, dass sie ohne Krebs geliebt werden kann. Nachdem wir an diesen Themen gearbeitet haben, haben wir eine Heilung auf den Krebs gemacht. Zwei oder drei Wochen später rief sie mich an, um mir zu sagen, dass der Krebs in Remission war.

Die Glaubensarbeit, die wir mit ihr gemacht hatten, war nicht direkt auf den Krebs gerichtet, sondern auf die folgenden Programme:

„Ich bin liebenswert, ohne krank zu sein."

„Mein Ehemann wird bei mir bleiben, wenn ich krank bin."

„Ich muss krank sein, damit ich bei meiner Familie sein kann."

ANSATZ DES GRABENS 4: KRANKHEIT 2

Finde heraus, was die Krankheit dem Klienten nutzt. Bitte den Klienten, sich die Zukunft vorzustellen, und frage ihn, was passieren würde, wenn die Krankheit weg wäre und er wieder gesund wäre. Wie würde er mit dieser neuen Situation umgehen?

Ein Beispiel hierfür ist ein Klient mit Diabetes. Ich fragte ihn, wie er damit umgehen würde, wenn er in Zukunft vollständig gesund sein würde. Ich fragte ihn dies, weil ich wusste, dass der Diabetes bei ihm angefangen hat, als er Teenager war. Daher konnte er sich daran erinnern, wie es sich anfühlt, gesund zu sein.

Er sagte mir, wenn er kein Diabetes hätte, würde er physisch aktiver werden und aus der Stadt wegziehen, um mehr Zeit mit seinen Freunden verbringen zu können. Während er sich diese Zukunft vorstellte, hat sich sein Gesicht verändert und eine Energie von Gesundheit angenommen, bevor es in einen Ausdruck des Schreckens wechselte.

Er sagte „Wenn ich gesund werde, wird mich meine Frau verlassen, weil sie meine Freunde nicht mag und sie es nicht mag, in der Natur zu sein. Sie liebt das Stadtleben und mein Diabetes ist das Einzige, was wir gemeinsam haben. Sie hilft mir, mich darum zu kümmern. Wenn ich gesund wäre, würde sie mich verlassen oder ich sie."

Dann fragte ich ihn, ob er ein paar Dinge ändern wolle, damit er fähig ist, seine Interessen und seine Liebe zur Natur mit seiner Frau zu teilen. Aber anstatt für die Veränderung offen zu sein, hat er sie abgelehnt und die Sitzung beendet.

Manchmal fürchten sich die Menschen mehr davor, gesund zu werden, als davor, krank zu sein. Sie haben beispielsweise Angst, ihre medizinischen Vorzüge zu verlieren und wieder arbeiten zu müssen. Finde die wahre Motivation des Klienten, die hinter der Krankheit liegt, heraus. Verändere diesen Glaubenssatz, sodass der Klient motiviert ist, gesund zu werden.

Das Graben beginnen

Um herauszufinden, weshalb jemand krank ist, frage:

- Was würde mit dir passieren, wenn es dir besser geht?

- Was würde mit dir passieren, wenn du vollständig geheilt wärst?

- Wie hat dir die Krankheit gedient und was hat sie dir Positives gebracht?

- Was ist das Beste, was dir passiert ist, seit du krank bist?

Aber wie kann jemand gesund werden, wenn der Fokus nicht darauf gerichtet ist, gesund zu werden?

Der folgende Austausch mit einem Mann, der mit HIV zu mir kam, ist ein gutes Beispiel.

> **Vianna:** Okay, du hast HIV. Was würde passieren, wenn du gesund werden würdest?

> **Mann:** *Oh, ich möchte nicht gesund werden. Ich möchte nur, dass du die virale Last senkst. Ich möchte nicht, dass es weggeht, denn wenn es weggeht, werde ich meinen Vater und meine Familie verlieren.*

> **Vianna:** Was?

> **Mann:** *Mein Vater hat es gehasst, dass ich homosexuell bin, und hat mich enterbt. Aber seit ich HIV habe, ist er wieder in meinem Leben. Ich esse besser, ich achte mehr auf mich selbst und habe wieder eine Familie.*

> **Vianna:** Würdest du gerne wissen, dass du all das haben kannst ohne HIV?

> **Mann:** *Nein, ich möchte nicht gesund sein. Ich möchte nur eine niedrigere virale Last haben, sodass es nicht zu AIDS wird.*

> **Vianna:** Würdest du nicht gerne wissen, dass dein Vater dich lieben kann, ohne dass du krank sein musst?

Mann: *Nein, ich kenne meinen Vater. Das ist alles was ich möchte.*

Dieser Austausch sagte mir bereits, warum er an HIV festhielt. Die Liebe seines Vaters war wichtiger für ihn. Also habe ich gemacht, worum er mich gebeten hat. Ich machte eine Heilung in Bezug auf seine virale Last.

Wenn ich Klienten frage „Was ist dir Gutes widerfahren, seit du Brustkrebs hast?" werden die meisten „Meine Familie kam sich wieder näher" sagen. Diese positiven Energien halten die Krankheit fest. Das liegt daran, dass wir ein Funke Gottes sind, wir erschaffen Dinge aus einem Grund.

Die kurze und die lange Liste

Jede Person hat eine Liste von Dingen, die sie heilen kann. Eine lange Liste kann überwältigend sein, daher ist es am besten, mit der kurzen anzufangen. Die lange Liste bezieht sich auf ihr ganzes Leben auf allen Ebenen und die kurze Liste fokussiert sich auf die Krankheit. Heile zuerst die kurzfristigen Themen und arbeite dann an den langfristigen. So werden sich weder du noch der Klient überwältigt fühlen.

Es ist auch nutzlos, wenn einige Heiler versuchen, ihre Klienten zum Heilen zu *drängen*, wenn sie sich tief mit ihnen verbunden fühlen. Wenn es dem Klienten besser geht, wirst du dich noch immer verbunden fühlen. Wenn er entscheidet, in eine andere

Dimension zu gehen, wirst du dich ebenfalls verbunden fühlen. Denke daran, nicht jeder Mensch, der krank ist, ist auch angenehm. Gemeine Menschen werden auch krank.

Wenn du denkst, dein Klient ist krank und er dich braucht, solltest du daran denken, dass er krank ist und den Schöpfer braucht. Du bist der Zeuge. Der Druck, die letzte Hoffnung des Klienten zu sein, kann belastend sein. Du könntest dich emotional mit ihm verwickeln und Gott anflehen: „Bitte Gott, bitte Gott, hilf dieser Person."

ANSATZ DES GRABENS 5: MANIFESTIEREN

Dieser Ansatz nutzt das Graben, um den Geist des Klienten zu befreien, damit er seine Träume manifestieren kann. Graben, um Manifestationen zu erschaffen, ist, sich darauf zu fokussieren, was in der Zukunft passiert, wenn der Klient das hat, was er möchte. Dies bedeutet, den Klienten zu bitten er solle sich vorstellen, wie es sich anfühlt, das zu haben, was er möchte.

Um Überfluss zu manifestieren, geht es nicht nur darum, um materiellen Wohlstand zu bitten, denn das Universum wie auch dein Unterbewusstsein wissen, dass Geld nur aus Papier gemacht ist. Stattdessen solltest du manifestieren, was du mit dem Geld *machen* würdest, und dem Universum erlauben, die Lücken zu füllen.

Die Liste mit den Zielen

Wenn wir nicht jedes Jahr eine Liste mit Zielen erstellen, um die Seele fokussiert zu halten, können wir die seltsamsten Probleme erschaffen, um uns zu unterhalten – denn ohne Herausforderungen langweilen wir uns. Ich konnte das bei vielen meiner Studenten wie auch bei mir selbst beobachten. Wenn wir nicht in allen Bereichen unseres Lebens manifestieren, wird das Universum die Lücken für uns auffüllen.

Darum ist es wichtig, dem Universum eine fortlaufende Liste von Manifestationen zu geben, die für und nicht gegen uns arbeiten. Wenn du sagst „In meinem Leben ist alles perfekt, ich brauche nichts", wird das Universum etwas für dich erschaffen – und das kann etwas sein, was du nicht möchtest. Wenn du beispielsweise einen neuen Kristall kaufen möchtest, manifestierst du womöglich „Ich brauche $ 15'000, um einen neuen Kristall zu kaufen". Es ist jedoch *der Kristall, den du haben möchtest*, nicht das Geld, darum solltest du den Kristall manifestieren. Auf diese Weise, wenn jemand dir einen Kristall schenkt – weil er zu viel Platz bei ihm zu Hause einnimmt und er weiß, dass du ihn schätzen würdest –, könnte es zufälligerweise sein, dass dieser Kristall $ 15'000 Wert hat. Du wärst überrascht, wie oft das geschieht.

Da Heiler sehr intuitiv sind, ist es schwierig, nur eine Sache zu manifestieren, und wenn sie eine Liste haben, wird das Unterbewusstsein sie wie eine „Einkaufsliste" behandeln und die Themen eins ums andere abhaken und sie verwirklichen.

Wenn du deinem Unterbewusstsein nur die finanzielle Sicherheit zur Bearbeitung gibst, könnte es ein Leben lang dauern, bis dieses eine Ziel erreicht ist. Darum ist es besser, mindestens zehn Dinge auf einmal zu manifestieren.

Im Einklang mit dem Divine Timing (göttlichen Zeitplan) sein

Vor vielen Jahren habe ich nicht so manifestiert, wie ich sollte. Ich entschied, etwas zu manifestieren, bei dem das Universum die Lücken nicht ausfüllen würde. Ich wollte einen Ort haben, an dem ich organisches Gemüse für meine Klasse anbauen konnte, und ging hoch, um 10 Morgen Land (ca. 404 Ar) Land zu manifestieren. Der Vater meines Ehemannes schenkte uns innerhalb einer Woche 250 Morgen Land (ca. 10117 Ar). Das war anfangs etwas überwältigend, da der Ort sehr reparaturbedürftig war und es dauerte einige Zeit, bevor ich organisches Gemüse anbauen konnte.

Ich fragte mich: „Jetzt habe ich einen Bauernhof, was soll ich damit anfangen?" Ursprünglich wurde er genutzt, um Kühe überwintern zu lassen, aber ich hatte keinen Bezug zu Kühen, daher entschied ich mich, Pferde zu züchten.

Ich wollte friesische Pferde haben, seit ich den Film *Der Tag des Falken (Lady and the Hawk)* gesehen hatte – der schwarze Friese im Film war so imposant und sanft. Die friesische Linie stammt aus den Niederlanden und wurde ursprünglich gezüchtet, um Ritter in die Schlacht zu führen. Als das Bedürfnis nach ritterlichen Pferden aus der Mode kam, wurden sie für das Dressurreiten und zum Ziehen von Wagen und leichten Dingen genutzt. Mein Wunsch, Friesen zu haben, war auf gewisse Weise unfokussiert: Ich wusste, dass ich einen wollte, aber dieser Wunsch war noch nicht mit dem Rest meines Lebens verbunden. Ich wusste jedoch, dass ich eher dafür geeignet bin, mir die Pferde anzuschauen, als mich um sie zu kümmern. Daher wusste ich, dass ich jemanden brauchen würde, der sich für mich um sie kümmert. Also ging ich online, um eine Friesenstute zu kaufen. Als ich eine fand, die ich mochte, fragte ich den Schöpfer um Rat und mir wurde gesagt: „Wenn dieses Pferd dort bleibt, wo es ist, wird es sterben."

Bei der Kommunikation mit dem Schöpfer ist es immer am besten, ein weites Spektrum an Fragen zu stellen, beispielsweise: „Kann ich das Pferd retten oder wird es so oder so sterben?" Diese wichtige Frage habe ich nicht gestellt und das Pferd gekauft, um es zu retten. Ich habe die Stute von Kalifornien auf unsere Farm bringen lassen und etwa zwei Wochen später ist sie gestorben. Als ich die Nachricht meiner Tochter bekam, hat mich ihr Ton zuerst erschreckt, weil sie sich so verhielt, als wäre jemand aus der Familie gestorben. Ihre Nachricht machte mich traurig, ich war jedoch sehr erleichtert, als ich feststellte, dass es sich um das Pferd und nicht um eines meiner Kinder handelte.

Ich fragte: „Gott, warum ist dieses Pferd gestorben?"

Gott sagte: „Vianna, du hast der Botschaft nicht zugehört. Du kaufst ein totes Pferd, du bekommst ein totes Pferd. Das Getreide, das sie in Kalifornien bekam, machte sie krank." (Ich hätte diese Lektion nicht haben müssen, wenn ich zugehört hätte, was mir gesagt wurde.)

Der Tierarzt kam und testete die Stute, um den Grund des Todes festzustellen und tatsächlich, Spuren von verschimmeltem Getreide fanden sich in ihrem Gewebe. Diese Art von Schimmel ist ein Problem in Kalifornien und war wahrscheinlich auf Feuchtigkeit im Getreidespeicher zurückzuführen. Diese Art von Schimmel ist tödlich für ein schwangeres Pferd und die Meinung des Tierarztes war, dass ihr über längere Zeit giftiges Futter gegeben wurde.

Die Versicherung deckte die Kosten des Pferdes und ich entschied unbeirrt, aber viel weiser, denselben Wunsch mit strengeren Kriterien neu zu manifestieren. Da ich ein Pferd verloren hatte, entschied ich, zwei Pferde zu manifestieren, und fand zwei Friesen aus Carolina. Dieses Mal manifestierte ich im Einklang mit ThetaHealing als Teil des Tier-Seminars, welches ich unterrichte. Das bedeutet, es musste eine Verbindung zwischen den Pferden und ThetaHealing geben, damit es für mich funktionierte. Die andere Änderung, die ich gemacht habe, war der Entschluss, Friesen zu züchten, um dazu beizutragen, die Rasse zu retten.

Darum ist es auch so wichtig, dein **Divine Timing** zu kennen und Manifestationen damit zu verbinden und nicht dagegen zu manifestieren. Wenn dein Divine Timing ist, einer Million Menschen mit deinem Einfluss zu helfen, und du manifestierst, allein auf einer verlassenen Insel leben zu dürfen, wirst du es höchst wahrscheinlich nicht bekommen. Wenn die einsame Insel jedoch zur Beeinflussung dieser Millionen Menschen genutzt wird, dann könntest du deinen Wunsch gut manifestieren.

Du kannst alles manifestieren, solange es im Einklang mit deinem Divine Timing ist.

Seelenpartner und Heilzentren

Wenn du manifestierst, stelle dir vor, wie es sich anfühlt, deinen Wunsch in deinem Leben zu haben. Sobald du die Manifestation in deinem Leben hast, übernimm die Verantwortung dafür. Anders gesagt, wenn du ein Pferd kaufst, musst du dich um das Pferd kümmern, und wenn du dir einen Seelenpartner manifestierst, wirst du mit ihm leben müssen.

Oft sagen Leute, dass sie einen Seelenpartner manifestieren möchten, aber das, was sie wirklich *möchten*, ist ein *passender* Seelenpartner. Schließlich wollen die meisten von uns keinen

Partner, den sie herumkommandieren und aus dem Schrank nehmen können, wenn sie ihn brauchen. Wir wollen jemand mit einem Gehirn und das ist nicht einfach – und Heiler insbesondere wollen nicht, dass die Dinge zu einfach sind. Es ist meist besser, zuerst einen passenden Seelenpartner zu manifestieren, bis du ihm erlauben kannst, zum göttlichen Lebenspartner zu werden. Wenn du einen göttlichen Lebenspartner möchtest, musst du zuerst fragen, *ob* die Person für dich bereit ist und du für sie bereit bist. Ich habe von Guy zehn Jahre, bevor ich ihn getroffen habe, geträumt. Hätte ich ihn früher getroffen, wären wir nicht so gut miteinander ausgekommen. Es hat nur funktioniert, weil wir beide bereit waren, einander zu treffen.

Du solltest einfach verstehen, wenn du eine Manifestation machst, bekommst du sie womöglich einfach. Wenn dein Unterbewusstsein das Gefühl hat, dass das Empfangen der Manifestation gefährlich ist, zu viel Stress mit sich bringt oder einfach zu viel für dich ist, wird dies das Eintreten der Manifestation aufhalten. Aus diesem Grund ist es wichtig, die Möglichkeiten durchzuspielen, warum dein Unterbewusstsein die Manifestation womöglich blockieren könnte.

—

Frage dich immer: „Was würde passieren, wenn ich die Manifestation bekomme."

—

Viele Heiler wollen zum Beispiel ein Heilzentrum manifestieren. Wenn ich das höre, sage ich üblicherweise: „Bist du wahnsinnig? Möchtest du wirklich in einem Heilzentrum mit anderen Heilern arbeiten?"

Ein Heilzentrum klingt wie eine ideale Umgebung, aber die Mischung verschiedener Heiler-Persönlichkeiten kann sich in Wirklichkeit ganz anders anfühlen – und der Wettbewerb ist immer ein Faktor. Wenn du also ein Heilzentrum auf deiner Manifestationsliste hast, empfehle ich dir auch, Heiler zu manifestieren, die Moral und Integrität haben und zusammenarbeiten können. Ebenfalls solltest du einen guten Buchhalter manifestieren.

Vielleicht möchtest du manifestieren, ein erfolgreicher Heiler zu sein, aber möchtest du das wirklich? Denk darüber nach, was passieren würde, wenn du sechs Sitzungen pro Tag hättest und jeder deiner Klienten heilen würde? Am nächsten Tag hättest du 50 Telefonanrufe. Wenn dann jeder dieser 50 Personen ebenfalls heilen würde? Bis zum Ende der Woche hättest du womöglich über 1000 Personen, die um Heilung bitten. Was würde passieren, hättest du 1000 Personen, die um Heilung bitten? Und wenn diese Personen ebenfalls heilen würden, wären plötzlich 10'000 Personen da, die um Heilung bitten würden – weinend und kränklich und schreiend nach Heilung. An irgendeinem Punkt könnte es überwältigend sein, ein erfolgreicher Heiler zu sein, darum wollen Heiler, dass es nur ein paar Menschen auf einmal besser geht.

Wenn es deinen Klienten nicht besser geht, solltest du lernen, ein besserer Heiler zu sein. Um ein besserer Heiler zu sein, wisse, dass Gott der Heiler ist, und finde den Glaubenssatz des Klienten. Du solltest aber auch wissen, dass du niemanden zur Heilung zwingen kannst, wenn er das nicht möchte. Es ist wichtig, den Klienten zu sagen, dass du mit ihnen arbeitest, aber der Schöpfer der Heiler ist.

Wenn du manifestierst, ein besserer Heiler zu sein, entlasse jegliche Ängste, Zweifel und Unglauben, die damit verbunden sind. Verstehe, dass du freundlich, rücksichtsvoll und vorurteilsfrei sein musst. Wenn du manifestierst, ein besserer Heiler zu sein, und nicht die richtigen Fähigkeiten hast, wird dir das Universum Situationen bringen, die dir diese beibringen, denn alle Manifestationen tragen Konsequenzen mit sich.

Das Graben beginnen

Bitte den Klienten, sich vorzustellen, was er in seinem Leben machen würde, hätte er reichlich Geld – mehr als er jemals ausgeben könnte. Dann bitte den Klienten, die Situation auszuarbeiten, indem du die folgenden Fragen stellst, während der Klient dies visualisiert:

- Wo bist du?

- Wie fühlst du dich?

- Wer ist bei dir?

- Wie reagieren deine Familie/Freunde/Seelenpartner auf diesen Reichtum?

Setze das Graben fort

Entdecke das Thema, bei dem sich der Klient in seiner Visualisierung unwohl fühlt, und fange an, daran tiefer zu graben, um jegliche Themen aufzulösen, die den Klienten möglicherweise daran hindern, Überfluss zu erzeugen.

Stelle Fragen, um das Thema zu identifizieren und den Klienten zu ermutigen, zu visualisieren, allen Überfluss, den er jemals wollte, zu haben. Bitte den Klienten zu visualisieren:

- Was würdest du machen, wenn du alles Geld hättest, das du jemals wolltest?

- Wo wärst du, hättest du alles Geld, das du jemals wolltest?

- Wie fühlst du dich mit all dem Geld, das du jemals wolltest?

- Wo würdest du leben?

- Wer ist bei dir? Wie siehst du aus?

- Hast du einen Lebenspartner in deinem Leben, und falls ja, wie reagieren deine Familie und Freunde auf all das Geld?

- Wie reagieren deine Familie und deine Freunde auf deine Manifestationen?

- Welche Personen in deinem Leben wären verärgert über dich, wenn du erfolgreich wärst?

- Was würden sie zu dir sagen?

- Was könnte schief gehen, wenn du alles hättest, was du möchtest?

- Was wäre das Beste, was dir passieren könnte, hättest du alles, was du möchtest?

ANSATZ DES GRABENS 6: GENETISCH

Wenn du den Energietest für Glaubenssätze machst, gibt es Zeiten, in denen der Klient keine bewusste Erinnerung an einige der Programme hat, die hochkommen. Wenn dies passiert, ist der Klient manchmal verwirrt und dies macht es schwierig, mit dem Graben fortzufahren. Dies passiert meist, wenn Glaubenssätze genetischer Natur sind – durch die DNA von ihren Vorfahren weitergegeben. (*Siehe auch Seite 44.*) Der Klient könnte womöglich Vorurteile, Ärger oder Groll gegen gewisse Menschen haben. Die Glaubenssätze der Vorfahren sind womöglich veraltet und nützen dem Klienten im jetzigen Leben nichts mehr.

Vorfahren

Wenn du nicht feststellen kannst, woher der Glaubenssatz kommt, dann ist es Zeit, die Vorfahren des Klienten anzuschauen und zu fragen:

- Wie waren sie?

- Was haben sie geglaubt und wie haben ihre Glaubenssätze sie beeinflusst?

- Welche Energien haben sie von ihnen geerbt?

Ich habe einmal eine intuitive Anatomieklasse, die mein Sohn unterrichtet hat, (wegen eines Notfalls) übernommen. Es waren nur zehn Studenten und ich hatte schon einige Jahre keine so kleine Klasse mehr unterrichtet, geschweige denn ein Anwenderseminar. Du solltest wissen, je kleiner die Klasse, desto mehr Fragen stellen sie. Obschon das Okay ist, bedeutet es auch, dass dich die Studenten ausschweifen lassen können, und es gibt ihnen die Möglichkeit, auf die Haupttribüne zu gelangen – wie auch für anderes Imponiergehabe, was nicht förderlich für den Lernprozess ist.

Es war an der Zeit, eine Demonstration der Glaubensarbeit zu machen, und einer der Studenten, ein junger britischer Mann, ein 21-jähriger Steinbock, dachte, er wisse *alles besser*, und lehnte es ab, Glaubensarbeit zu machen, denn er dachte, er sei perfekt. Nach der ersten Woche, in welcher mit ihm in Glaubensarbeitssitzungen gearbeitet wurde, wurden die Studenten zunehmend frustrierter.

Während er schnell darin war, die Fehler anderer hervorzuheben, dachte er, er hätte keine Fehler. Die anderen Studenten wussten, dass er viele Themen hatte, aber er wollte an keinem davon arbeiten. Es wurde offensichtlich: Um ihn vor dem Rest der Klasse zu retten (die ein britisches Barbecue planten), musste ich ihn zu mir holen und mit ihm vor der Klasse arbeiten:

Vianna: Lass uns etwas Glaubensarbeit machen.

Student: *Mir geht es absolut gut, alles in meinem Leben läuft super und ich brauche keine Glaubensarbeit.*

Vianna: Okay, dann lass uns stattdessen an deinem Vater arbeiten und dann können wir sehen, ob du genetische Programme von ihm geerbt hast – aber natürlich hast du die nur geerbt, du *hast* sie nicht wirklich. Wenn wir diese bei dir verändern, können sie sich bei ihm verändern, wenn er es akzeptiert.

(Er wurde durch dies sehr animiert.)

Student: *Ich würde sehr gerne daran arbeiten.*

Vianna: Okay, an was würdest du gerne arbeiten?

Student: *Mein Vater: Man kann ihm nichts sagen. Er weiß alles besser. Er hört nie jemandem zu, er denkt, er ist, und hört auch dem, was ich sage, nicht zu. Er möchte, dass ich Anwalt* *werde, aber ich möchte Musiker werden, aber es ist unmöglich, mit ihm darüber zu reden. Das würde ich bei meinem Vater gerne verändern.*

(An diesem Punkt zogen die anderen Studenten ihre Augenbrauen vor Erstaunen hoch.)

Vianna: Warum glaubst du, dass dein Vater so ist?

Student: *Er war älter als meine Mutter, als sie heirateten. Mein Vater war ein Kriegsgefangener und das einzig überlebende Mitglied seiner Truppe. Er lernte, dass die einzige Person, auf die er sich verlassen konnte, er selbst war.*

Vianna: Würdest du gerne wissen, dass es sicher ist, den Meinungen anderer zuzuhören, und dass du deine eigenen Entscheidungen treffen kannst? Dass es sicher ist, zuzuhören, und sicher ist, am Leben zu sein.

(Nach diesen Downloads fing er an, mit anderen Personen der Klasse zu arbeiten.)

Später rief er mich an und sagte: „Vianna, diese Arbeit, die wir in der Klasse gemacht haben, hat funktioniert. Mein Vater hört mir zu und lässt mich wieder zur Schule gehen, um Musiker anstatt Anwalt zu werden. Danke, dass du mein Leben verändert hast."

Dies ist ein gutes Beispiel, wie Programme der Vorfahren unser Leben beeinflussen können und dass es immer etwas für uns zu bearbeiten gibt.

Das Graben beginnen

Wenn du mit Ahnenarbeit beginnst, fängst du mit den Eltern des Klienten an. Die beste Weise, deine Eltern zu sehen, ist mit Mitgefühl, denn ihnen wurde nicht beigebracht, wie sie Eltern sind.

Stelle Fragen:

- Wie ist deine Familie?

- An was glauben sie?

- Woher kommen sie?

- Was ist mit deiner Mutter, deinem Vater oder ihren Eltern passiert?

In einigen Fällen hat der Klient kein direktes Wissen über seine Vorfahren und hier kommt deine Intuition zum Zug. Du wirst den Klienten bitten, seine Haut zu berühren und in sich hinein zu sehen, um zu sehen, welche Glaubenssätze hochkommen.

Jedes Mal, wenn du auf dieser Ebene tief gräbst, wird sich dein Klient auf genetischer Ebene verändern – manchmal sogar seine genetischen Veranlagungen. Offensichtlich sind genetische Tendenzen in der Medizin mittlerweile gut etabliert und neueste wissenschaftliche Studien weisen darauf hin, dass Menschen, die eine traumatische Erfahrung gemacht haben, dieses Trauma ihren Kindern und Kindeskindern etc. weitergeben.

Diese Recherche, geleitet durch Rachel Yehuda, stammt aus der genetischen Studie von 32 jüdischen Männern und Frauen, die entweder in einem Konzentrationslager interniert waren, Folter erlebt oder gesehen haben oder sich im Zweiten Weltkrieg verstecken mussten. Diese Recherche analysiert auch die Gene ihrer Kinder, die eine erhöhte Wahrscheinlichkeit für Stresskrankheiten haben als jene jüdischen Familien, die während des Kriegs außerhalb Europas lebten. „Die genetische Veränderung der Kinder kann nur bei denen festgestellt werden, deren Eltern dem Holocaust ausgesetzt waren", so Yehuda.[3]

Die Arbeit ihres Teams bei Menschen ist das klarste Beispiel der Weitergabe von Traumata an ein Kind durch die sogenannte „epigenetische Vererbung" – die Idee, dass Umwelteinflüsse wie Rauchen, Ernährung und Stress die Gene der Kinder und sogar der Enkelkinder beeinflussen können.

Die Studie der Epigenetik ist nach wie vor kontrovers, da laut wissenschaftlichen Konventionen die in der DNA enthaltenen Gene die einzige Möglichkeit darstellen, wie biologische Informationen zwischen den Generationen weitergegeben werden können. Dennoch werden unsere Gene durch die Umwelt die ganze Zeit verändert, durch chemische Markierungen, die sich selbst in unserer DNA anhaften und Gene an und ausschalten. Neuere Studien deuten darauf hin, dass einige dieser Markierungen womöglich durch Generationen weitergegeben werden – was bedeutet, dass die Umwelt einen Einfluss auf die Gesundheit unserer Kinder haben könnte.

Forscher waren insbesondere an einer Region der Gene interessiert, welche im Zusammenhang mit der Regulation von Stresshormonen steht, von welchen man weiß, dass sie durch Traumata beeinflusst werden. „Es macht Sinn, sich dieses Gen anzuschauen", sagt Yehuda. „Wenn ein Effekt von Trauma[4] weitergegeben wird, wäre dies in einem Gen, welches sich auf Stress bezieht, welches die Weise, wie wir mit unserer Umgebung zurechtkommen formt." [3]

Setze das Graben fort

Wenn der Klient sagt, es sei falsch, sich selbst zu heilen, könnte das ein Glaubenssatz der Ahnen sein. Vergangene Eide, Schwüre oder Versprechungen – wie bescheiden und arm zu sein, um dem Schöpfer näher zu sein – sind nahezu immer unnötig im modernen Leben und sollten verändert werden, um dem Klienten bei der Heilung zu helfen.

Beispiel

Anwender: Warum kannst du nicht heilen?

Klient: *Es ist falsch, mich selbst zu heilen, denn mich selbst zu heilen, bedeutet, dass ich selbstsüchtig bin.*

Stelle die folgenden Fragen und setze das Graben fort, um das genetische Thema zu finden, indem du den Klienten fragst, ob ein bestimmter Glaubenssatz von der Mutter, dem Vater oder einem Vorfahren des Klienten stammt.

- Glaubt das deine Mutter?

- Glaubt das dein Vater?

- Glaubt das einer deiner Vorfahren?

- Wenn du an deinem Vater oder deiner Mutter arbeiten könntest, an welchem Glaubenssatz würdest du arbeiten wollen?

- Wie hat es ihnen gedient und was haben sie daraus profitiert?

- Haben sie alles gelernt, was sie daraus lernen sollten?

Wenn der Klient mit „Ja" testet, mache dem Klienten einen Download, dass es „abgeschlossen" ist und lehre ihn, dass er voranschreiten kann.

—

**Denke daran, nicht alle Glaubenssätze
der Vorfahren müssen verändert werden,
denn viele – wie Hartnäckigkeit, Humor und
Beharrlichkeit als Beispiel – sind vorteilhaft.**

—

ANSATZ DES GRABENS 7: HISTORISCHE EBENE

Wenn wir lernen, in den Theta-Zustand zu gehen, öffnen sich unsere übersinnlichen Sinne und womöglich erinnern wir uns an vergangene Leben. Als Anwender solltest du dich dessen bewusst sein, damit du den Klienten durch diese heikle Zeit führen kannst. Wenn der Klient so sehr von diesen Erinnerungen fasziniert ist, wird es schwierig für ihn, zu verstehen, was wirklich zählt, und voranzuschreiten.

Wenn Glaubenssätze der historischen Ebene während des Grabens hochkommen, solltest du für den Klienten den Energietest machen, um zu schauen, ob das vergangene Leben *abgeschlossen* ist. Wenn du ein „Ja" testest, kannst du den Download geben, dass dieses Problem abgeschlossen ist. Ist der Test ein „Nein", solltest du den Klienten fragen, was er aus dem vergangenen Leben gelernt hat.

Üblicherweise muss ein Zehntel der Klienten an dieser Ebene arbeiten. Eigentlich sind die meisten Menschen, die in ThetaHealing-Seminare kommen, bereits einmal von dieser Dritten Ebene aufgestiegen und ihre vergangenen Leben sind aufgelöst, was sie jedoch nicht davon abhält, sich an sie zu erinnern.

Im Umgang mit der historischen Ebene sind die ersten Erinnerungen an vergangene Leben, an die du dich erinnerst, üblicherweise die tragischsten. In Readings wirst du feststellen, dass die Menschen üblicherweise zuerst über ihre Schwierigkeiten sprechen, und wenn sie in einem vergangenen Leben feststecken, kann dies richtige Probleme in der Glaubensarbeit auslösen. Es ist einfach, von Energien aus vergangenen Leben eingenommen zu werden, wenn wir nicht das Gute aus diesen Erfahrungen ziehen und unser Leben weiterführen. Unser Fokus sollte sein, dem Planeten im Hier und Jetzt beim Aufwachen zu helfen.

—

Wenn es dir hilft, dich an vergangene Leben zu erinnern, ist das gut, aber viele gute Übersinnliche verwickeln sich in der Vergangenheit.

—

Ich war 31 Jahre alt, als ich meine zweite große Erfahrung mit einem vergangenen Leben hatte, während ich **Auflösungsarbeiten** machte. Es war eine so starke Erinnerung, dass der Massagetisch auf dem ich lag, zusammengebrochen ist – er brach ohne Grund in der Mitte auseinander. Die Erinnerung war sehr detailliert: Ich war eine ägyptische Hohepriesterin und sie haben mir mein Herz herausgeschnitten. Die Erinnerung an diese Zeit zehrte an mir und ich verbrachte ein Jahr damit, mich an mehr zu erinnern und die Probleme aufzulösen. Nun bin ich dankbar, dass ich das Glück hatte, dass es mich nicht vollständig vereinnahmte.

Anfangs erinnerte ich mich aus diesem vergangenen Leben, dass Menschen, die mich lieben, mich betrügen. Aber als ich Gott in Bezug auf dieses Leben fragte, wurde mir gesagt: „Du solltest diesen Glaubenssatz verändern und nein, das hast du nicht daraus gelernt." Dann zeigte mir der Schöpfer die Tugenden, die ich in dem Leben gelernt hatte – es war eines der zwei Leben, aus welchem ich viele Tugenden erreicht habe, die ich von Leben zu Leben mit mir nehme.

Andere Übersinnliche, die ich kenne, hatten nicht so viel Glück. Ich kenne zum Beispiel eine Person, die sich daran erinnert, dass sie in einem anderen Leben Häuptling Red Cloud war. Sie war von dieser Erinnerung so eingenommen, dass es ihre mentale Stabilität beeinflusste und schlussendlich kam sie ins Gefängnis, weil sie alle überzeugen wollte, dass sie Häuptling Red Cloud ist. Denke daran, es gibt viele Gründe, sich an vergangene Leben zu erinnern. Sie könnten aus der Genetik oder durch andere Einflüsse kommen.

Einige Menschen häufen diese Essenzen an und tragen Glaubenssätze aus vergangenen Leben, solche wie ein **Armutsgelübde**. Als Anwender kannst du hoch gehen und die Anweisung geben, dass diese weg sind. Jedoch wurde dieses Gelübde auf irgendeiner Ebene aus einem bestimmten Grund geschlossen und der Versuch, es zu löschen, wäre zwecklos, da es sich immer wieder neu bilden würde. Wenn du aber erkennst, dass die Erfahrung im vergangenen Leben nützlich war, dann kann die Energie des Gelübdes transformiert oder im gegenwärtigen Leben als *abgeschlossen* verändert werden. Dann kannst du den Energietest beim Klienten machen, um festzustellen, ob der Eid oder das Gelübde abgeschlossen ist. Falls etwas da ist, an das sich der Klient mit Klarheit erinnert, kannst du ihn fragen, was er aus dem Leben gelernt hat.

Manchmal nutzen Übersinnliche vergangene Leben als Blende, um zu vermeiden, sich mit dem zugrunde liegenden Problem auseinanderzusetzen. Wenn ein Klient anfängt, über vergangene Leben zu sprechen, werden einige Heiler die Entschuldigung „Ich werde getötet, wenn ich ein Heiler bin" nutzen, um als Heiler weiterzukommen. Dies war für viele Heiler in der Vergangenheit wahr und kann uns mehr Angst vor dem Erfolg und vor der Bekanntheit als vor dem Versagen machen. Dies ist aber auch der Grund, weshalb wir diese Programme auflösen sollten – denn es ist unsere Mission, der Grund, weshalb wir hier sind.

In jedem Leben erreichen wir verschiedene Tugenden. Es gibt jedoch in der Regel zwei oder drei Leben, in denen wir mehr Tugenden als in den anderen erreicht haben. Dies sind jene, an welche wir uns am meisten erinnern, und diese nenne ich „Leben des Aufstiegs". Als Meister in dieser Existenz versuchen wir uns an alle Tugenden, die wir erreicht und gemeistert haben, zu erinnern. Denke daran, Tugenden sind die höchste Gedankenschwingung. Im Buch *Ebenen der Existenz* habe ich eine Liste von Tugenden aufgeschrieben, die du brauchst, um ein guter Heiler zu sein.

Glaubenssätze aus vergangenen Leben

Wir alle haben wirklich das Geburtsrecht, den Schöpfer um Heilung zu bitten. Wenn wir aber gewisse Tugenden haben, werden die Heilungen beständiger. Eine der Tugenden, die für Heilung gebraucht werden, ist Freundlichkeit. Wenn ein Meister sich an die Tugend der Freundlichkeit erinnert, wird ihm das Leben in den Sinn kommen, in dem er die Tugend der Freundlichkeit gemeistert hat.

Wie ich zuvor im Buch beschrieben habe, gibt es vier Glaubensebenen, auf welchen Glaubenssätze bei einer Person gehalten werden:

- Kernebene

- Genetische Ebene

- Historische Ebene

- Seelenebene

Einige der Glaubenssätze, die der historischen Ebene innewohnen, beschäftigen sich mit vergangenen Leben und dem Gruppenbewusstsein.

Die historische Ebene hat energetische Erinnerungen, die uns zu dem machen, was wir sind, und uns zu wachsen helfen. Einige dieser Erinnerungen können jedoch negativer Natur sein, deshalb sollten diese aufgelöst werden. In diesen Fällen bezeugst du, wie die Traumata und Dramen dieser emotionalen Energien aufgelöst werden, indem sie ins göttliche Licht geschickt werden – während du dem Klienten hilfst, jegliche Lernerfahrungen aus der Erinnerung zu erkennen.

Wenn jemand zum Beispiel auf dem Scheiterhaufen verbrannt wurde, weil er ein Heiler war, wird er in der Gegenwart als Heiler angegriffen, da die Person diese alte Situation unbewusst wiedererschafft. Das bedeutet, er muss das Thema des vergangenen Lebens abschließen, indem er den Schmerz und das Leid dieser Situation wegschickt. Auf diese Weise durchlebt er das Ereignis nicht immer wieder, behält jedoch die Erinnerung daran, ein Heiler zu sein.

Ein gutes Beispiel eines Glaubenssatzes der historischen Ebene ist eines, das ich schon früher im Buch erwähnt habe: die Studentin, die sich für Johanna von Orleans hielt (*siehe Seite 78*). Während des Grabens sagte die Studentin „Ich muss mein Leben für meine Überzeugungen opfern" und glaubte, sie sei Johanna von Orleans. Ob dies die „Wahrheit" war oder woher dies kam, spielt keine Rolle. Es zählte, dass der Glaubenssatz, dass sie für ihre Überzeugungen sterben muss, verändert und die Energie dieses Glaubenssatzes abgeschlossen wurde. Danach war sie fähig, zu glauben was sie wollte, und trotzdem ein gesundes Leben zu führen.

—

**Wir versuchen nicht, den Glauben zu ändern,
wer der Klient glaubt gewesen
zu sein, sondern ersetzen den verbleibenden
Glaubenssatz, der das Problem verursacht.**

—

Das Vorhandensein eines Glaubenssatzes aus vergangenen Leben bedeutet nicht unbedingt, dass sie tatsächlich gelebt wurden. Einige intuitive Menschen häufen die Erinnerungen an die vergangenen Leben anderer Personen aus Geistabdrücken und unbelebten Objekten wie Kristallen an. Die alten Energien dieser Abdrücke können mit vergangenen Leben verwechselt werden. Auf allem, was wir berühren, hinterlassen wir eine Essenz, wie auch alles, was von anderen berührt wird. Einige dieser Energien kamen aus genetischen Erinnerungen oder aus den Aufzeichnungen der Akasha. Wenn wir im richtigen Bewusstseinszustand sind, können wir einige solcher überlappenden Erinnerungen fühlen.

Gruppenbewusstseinsglaubenssätze

Wenn viele Menschen das Gleiche glauben, beispielsweise «Diabetes ist unheilbar,» akzeptieren sie dies als Tatsache und es wird zum Gruppenbewusstsein. Wenn genug Menschen dasselbe glauben, wird es Teil des kollektiven Bewusstseins der Menschheit. Sobald sich eine intuitive Person mit dem kollektiven Bewusstsein verbindet, kann es sein, dass sie dieses akzeptiert und mit der ultimativen Wahrheit verwechselt. Sollte das passieren, muss der Glaubenssatz in eine positive Energie verändert werden.

Beispiele von Gruppenbewusstseinsglaubenssätzen sind:

„Diabetes ist unheilbar."

„Das Ende der Welt kommt."

„Es war mein Fehler, dass Atlantis zerstört wurde."

„Ich fürchte mich, meine Macht zu nutzen."

„Ich habe ein Armutsgelübde abgelegt."

Das Graben beginnen

Finde diese Glaubenssätze und verändere sie, damit sie das Leben des Klienten nicht mehr beeinträchtigen. Gib die Anweisung oder Bitte: „Das ist jetzt abgeschlossen. Es ist erledigt. Ich bin bereit voranzuschreiten. Danke. Es ist vollbracht. Es ist vollbracht. Es ist vollbracht."

Mache mit der Glaubensarbeit weiter, indem du fragst:

- Wann hat das angefangen?

- Was hast du davon profitiert?

- Was hast du daraus gelernt?

- Ist es abgeschlossen? Wenn die Antwort „Ja" ist, gib die Anweisung „Es ist in diesem Leben abgeschlossen" und „Es wird nicht mehr gebraucht".

ANSATZ DES GRABENS 8: DAS UNMÖGLICHE

Obschon der Schöpfer die Heilung macht, bist du der Zeuge. Wenn du glaubst, dass die Heilung unmöglich ist, wird das Bezeugen der Heilung auch unmöglich sein. In der Tat ist es so, dass jedes Mal, wenn du glaubst, eine Heilung ist möglich, sie es natürlich auch ist. Deshalb sind wir ThetaHealer, weil wir wirklich gut darin sind, das Unmögliche zu erreichen. Unser Beruf ist „alles ist möglich".

Einige Wissenschaftler glauben, dass viele Dinge unmöglich sind, einschließlich Heilungen. Und trotzdem hat die Schulmedizin ein bisher unbekanntes Organ im Körper entdeckt, welches „Interstitium" genannt wird, ein Organ, das in den letzten 150 Jahren anatomischer Studien übersehen wurde und möglicherweise medizinischen Forschern hilft, die Ausbreitung von Krebs zu verstehen.[5] Auf gleiche Weise dachte die Wissenschaft, die Zirbeldrüse habe keinen Zweck im Körper, und als ich klein war, haben Ärzte die Mandeln unter dem Vorwand entfernt, dass sie „nutzlos" seien.

Als ich in Idaho lebte, ging ich zum Arzt, da ich mich nicht gut fühlte. Während der körperlichen Untersuchung schaute der Arzt sich meinen Hals an und sagte mir, ich hätte die größten Mandeln, die er jemals gesehen hätte, und er fragte, warum sie noch nicht entfernt wurden. Dies fühlte sich für mich nicht richtig an und ich lehnte die Operation ab und machte mir stattdessen eine Heilung. Dies war zu der Zeit, als ich von Idaho nach Montana umzog.

Als ich in Idaho gelebt habe, war ich (nach den Ärzten) auf jeden Busch und Strauch allergisch. Als ich jedoch nach Montana zog und zu einem Arzt ging, um dieselben Allergien zu testen, zeigte der Test, dass ich auf gar nichts allergisch bin. Aber weißt du, was auch sonst noch weg war? Meine geschwollenen Mandeln. Der Arzt sagte mir, er könne meine Mandeln nicht finden und frage, ob ich sie entfernen ließ. Doch der andere Arzt im Jahr davor sagte mir, ich hätte die größten Mandeln, die er je gesehen hatte. Das sollte unmöglich sein!

Ich habe die medizinischen Aufzeichnungen der Allergien zu all den anderen gelegt, zu der mit der kongestiven Herzinsuffizienz (als ich sie überlebte, sagte der Arzt „Das kann nicht sein"), mit dem Tumor in meinem Bein (wo die Ärzte sagten „Ich weiß nicht, wo er hingegangen ist"). Alle diese Aufzeichnungen sind sicher aufbewahrt bis zu dem Tag, an dem sie jemand anschaut und feststellt, dass alles unmöglich war.

—

Unmöglich ist Brain Candy.

—

Ich habe einmal mit einem kleinen dreijährigen Mädchen gearbeitet, das Diabetes Typ 1 hatte. Ich machte eine Heilung und bezeugte, wie der Schöpfer an ihrer DNA arbeitete. Seit der Heilung brauchte das Kind fünf Jahre lang kein Insulin mehr, aber die Mutter des Kindes sagte: „Meine Tochter hat Diabetes Typ 1 und sie musste seit fünf Jahren kein Insulin mehr nehmen." Indem sie sagte, dass ihre Tochter „Diabetes Typ 1 hat", ist sie hoffnungsvoll, dass der Diabetes weg ist, glaubt es aber nicht wirklich. Irgendwo in ihrem Unterbewusstsein glaubte sie, dass der Diabetes noch immer da war.

Intuitive Heilungen hängen auch davon ab, wie viele Glaubenssätze wir in Bezug auf das Unmögliche geklärt haben. Die Glaubensarbeit sollte sich darauf fokussieren, dass das, was wir als unmöglich wahrnehmen, möglich wird. Im Seminar DNA 3 lernen ThetaHealer, Heilarbeit an ihrer Umgebung und dem Planeten zu bezeugen, indem sie sich des innewohnenden massiven Gruppenbewusstseins der Glaubenssätze bewusst werden. Sie lernen kennen, wer sie sind, nicht als dreidimensionales Wesen, sondern als multidimensionales Wesen in einer dreidimensionalen Erfahrung. Dieser menschliche Körper ist unser Lebenserhaltungssystem, aber wir sind mehr als das Körperliche. Dies zu belegen, beinhaltet, den Studenten zu überzeugen, dass er Materie mit reinen Gedanken bewegen *kann.* Viele Studenten geben jedoch bei diesen Übungen auf, da sie glauben, es sei unmöglich. Unmögliches kann jedoch gemacht werden.

Das Graben beginnen

Wenn wir damit konfrontiert sind, Glaubenssätze in Bezug auf das Unmöglich zu verändern, denken manche Menschen, sie würden ihre Familien verlassen und in eine andere Dimension gehen. Dies sind richtige Ängste und der Klient braucht womöglich viele Downloads, um sich wohl zu fühlen.

In der Glaubensarbeit werden folgende Fragen gestellt:

- Was würde passieren, wenn du das, was du für unmöglich hältst, machen könntest?

- Was würde passieren, wenn du Materie mit deinem Geist bewegen könntest?

- Was würde passieren, wenn du Heilungen bezeugen kannst?

Diese Fragen können einige schreckliche Ängste in Menschen hervorbringen, beispielsweise:

„Wenn ich das kann, werden sich die Menschen vor mir fürchten."

„Menschen werden versuchen, mich umzubringen."

„Nur Christus kann heilen."

„Es ist falsch, wie Christus zu sein."

„Wenn ich ‚Magie' anwende, werde ich als Hexe verbrannt."

Klienten glauben oft, dass das Verändern von Glaubenssätzen in Bezug auf das Unmöglich schwierig ist. Daher ist es wichtig, diese und andere Ängste aufzulösen, damit der Klient versteht, dass dies sicher ist, und er nicht als Ergebnis daraus seine Fähigkeiten ausnutzt.

Das Neue Testament erzählt von den vielen Wundern, die Christus bewirkte. In der Essenz sagte Christus: „Du kannst die Dinge, die ich mache, auch machen." Aber es gab einen anderen Mann namens Apollonius, der zur gleichen Zeit angeblich die gleichen Heilungen vollbrachte wie Christus, obwohl nur sehr wenig über ihn geschrieben wurde. Im Laufe der Geschichte gab es zahlreiche Aufzeichnungen von wundersamen Heilungen. Irgendwann in der Entwicklung des Christentums wurden Heiler entweder zu Heiligen gemacht oder auf dem Scheiterhaufen verbrannt – abhängig von der Einstellung der Zeit.

In manchen Gruppen haben sie das Bewusstsein angenommen, dass es möglich ist, jemanden mit Gedankenenergie und Gebet zu heilen. Daraus lernen wir, dass Ängste, Zweifel und

Unglauben von anderen nichts ausrichten können. Anders als die anderen Ansätze des Grabens, in denen wir Blockaden finden, wird dieser Ansatz genutzt, um das Gehirn neu zu programmieren, um zu akzeptieren, dass das Unmögliche mit der Kraft der fokussierten Gedanken und Gebete verändert werden kann.

In diesem Ansatz lernen wir, an dem zu arbeiten, was das Unterbewusstsein einer Person für unmöglich hält, um ihnen beizubringen, dass es die Glaubenssätze in ihrem Geist sind, die die Realität intakt halten. Auf diese Weise kann das, was unmöglich erscheint, plötzlich möglich werden. Auf jeder Ebene wurde dir beigebracht, dass dies unmöglich ist, aber irgendwie ist das falsch.

Das Erste, was du dich lehren solltest, ist, dass etwas möglich ist. Die Themen, die in der Glaubensarbeit mit einem Klienten hoch kommen, sind Ängste wie „Menschen werden denken, dass ich anders bin", „Menschen werden versuchen, mich zu verletzen" oder «Wenn ich anders bin, passe ich nicht dazu". Darum brauchst du womöglich Angst-Arbeit (der erste Ansatz des Grabens), um Themen des Unmöglichen zu verändern.

—

**Es ist wichtig, die Fähigkeit zu entwickeln,
alle 10 Ansätze des Grabens in einer
Sitzung zu verwenden,
ganz wie sich das Bedürfnis zeigt.**

—

Setze das Graben fort

Wenn der Klient während des Grabens Programme und Glaubenssätze in Bezug auf das, was er für unmöglich hält, ausdrückt, ist es nützlich, diese Glaubenssätze zu verändern, damit er die Heilung annehmen kann.

Sage dem Klienten, er solle die folgenden Ausdrücke in seinen Aussagen und Gedanken vermeiden.

„Ich kann nicht …"

„Mein Problem ist …"

„Es ist unmöglich …"

„Ja, aber für mich funktioniert das nicht."

Stelle dem Klienten folgende Fragen:

- Was würde passieren, wenn …?

- Was würde passieren, wenn du das machen könntest?

- Warum ist es unmöglich?

- Wer hat dir gesagt, dass es unmöglich ist?

Mache den Download, dass das „Unmögliche jetzt abgeschlossen ist" und „es jetzt möglich ist".

ANSATZ DES GRABENS 9: GEGENWARTS-GRABEN – LERNEN AUS SCHWIERIGKEITEN

In diesem Ansatz des Grabens führst du den Klienten, um sein derzeitiges Problem zu benennen, und dann fragst du, was er davon profitiert: „Was profitierst du aus diesen Schwierigkeiten, die du erlebst?"

Für jede Schwierigkeit gibt es einen tieferen Grund. Unsere Seele lernt aus jeder Erfahrung. Für die Seele spielt es keine Rolle, ob es gute oder schlechte Erfahrungen sind, es zählt nur, was wir uns dadurch aneignen. Wenn wir Tugenden durch eine schwierige Situation lernen können, ist dies eine gute Sache für die Seele und darum ist es wichtig, die guten Dinge, die wir aus schwierigen Situationen lernen, zu erkennen. Auf diese Weise müssen wir die Schwierigkeiten nicht in anderen Situationen wiederholen und können uns spirituell ohne diese Probleme weiterentwickeln.

Das Graben beginnen

In diesem Ansatz des Grabens führst du den Klienten, damit er dir das Problem schildert, welches er zurzeit erfährt. Dann fragst du den Klienten, was er daraus lernt.

Die folgende Glaubensarbeitssitzung ist ein gutes Beispiel hierfür:

In der Sitzung erzählte mir der Mann, er habe seine Mutter in sein Haus einziehen lassen und sie treibe ihn zum Wahnsinn. Ich fragte ihn: „Was profitierst du davon, deine Mutter bei dir im Haus zu haben?"

Er dachte darüber nach, bevor er antwortete: „Meine Mutter war eine sehr kontrollierende Person, als ich noch klein war. Sie hat alles in meinem Leben kontrolliert. Nun, da sie bei mir ist, kontrolliere ich alles in ihrem Leben. Meine Brüder und Schwestern kommen mich nicht mehr besuchen, weil sie sie nicht mögen, darum fragen sie mich auch nicht mehr nach einem Darlehen."

Plötzlich erkannte er die Situation, die er auf tiefer unterbewusster Ebene geschaffen hatte, und wie sie ihm diente.

Ich lehrte ihn, wie er seine Mutter verstehen kann, damit er mit ihr leben konnte. Ebenfalls lehrte ich ihn, wie er leben kann, ohne sie zu kontrollieren. Dadurch war es dem Mann möglich, ein harmonischeres Leben zu führen.

—

**Es gibt viel, das verändert werden kann,
indem wir an uns arbeiten.**

—

In einem anderen Fall kam eine Frau für ein Reading zu mir.

Frau: *Aus irgendeinem Grund kann ich nicht mehr Geld verdienen, als ich aktuell verdiene. Ich bin aus irgendeinem Grund blockiert. Ich bin in der Scheidung und leide sehr stark.*

Vianna: Okay, schließe deine Augen und sage mir, was profitierst du davon, so stark zu leiden?

Frau: *Ich profitiere nichts daraus, ich muss mich durchkämpfen.*

Vianna: Okay, schließe deine Augen und gehe hoch und frage den Schöpfer, Was profitiere ich aus diesem durchkämpfen?

(Sie schloss ihre Augen einen Moment, bevor sie anfing zu sprechen.)

Frau: *Solange ich nur so viel Geld verdiene, muss ich meinem Ehemann nicht die Hälfte geben. Wenn wir geschieden sind, kann ich alles Geld, das ich verdiene, behalten.*

Diese Erkenntnis war lebensverändernd für sie. Sie musste nur verstehen, warum es so schwierig war. Und als die Scheidung abgeschlossen war, fing sie an, sehr viel Geld zu verdienen.

In einer anderen Sitzung suchte eine Klientin einen Seelenpartner und bat mich, ihr zu helfen.

Frau: *Warum kann ich meinen Seelenpartner nicht finden? Ich bin schon zehn Jahre lang auf der Suche nach ihm. Ich habe alles gemacht. Warum kann ich ihn nicht finden?*

Vianna: Was profitierst du daraus, keinen Seelenpartner zu haben?

Frau: *Gar nichts, ich möchte einen!*

Vianna: Schließe deine Augen und denke nach. Was profitierst du daraus?

(Sie dachte darüber nach, bevor sie antwortete.)

Frau: *Solange ich nach einem Seelenpartner suche, muss ich keinen haben. Ich mag mein Haus. Ich mag meinen Lebensstil, aber alle denken, ich sollte einen Partner haben. Aber wenn ich einen Seelenpartner bekomme, wird er mich und meine Lebensweise verändern. Ich will mich aber nicht verändern.*

In 30 Sekunden hat sie die Antwort erhalten, warum sie das, was sie wollte, nicht bekommen hat.

In einem Gespräch erzählte mir eine Freundin „Ich werde dieses Gewicht nicht los", während sie an einem Schokoriegel knabberte.

Ich fragte sie: „Was profitierst du davon dick, zu sein?"

Sie schaute mich an und sagte: „Du weißt, dass ich eine ältere Frau bin. Wenn ich Gewicht abnehme, werde ich falten bekommen. Ich möchte aber keine Falten haben. Wenn ich abnehme, wird mein Ehemann eifersüchtiger und ich möchte keine vertrocknete Pflaume sein."

⌐

Die Glaubensarbeit an Schwierigkeiten zeigt uns immer die versteckte Motivation, die wir vermeiden zu sehen.

⌐

Diese Frau kam zu mir, da sie sich 14-mal beinahe scheiden ließ. Ihr Ehemann hat sie jedes Jahr zur selben Zeit verlassen.

Vianna: Dein Ehemann verlässt dich jedes Jahr zur selben Zeit?

Klientin: *Ja.*

Vianna: Und kommt er wieder zurück?

Klientin: *Ja.*

Vianna: Wie läuft das ab? Packt er alle seine Sachen und geht?

Klientin: *Ja. Er sagt mir, wir sollten uns scheiden lassen und ich solle meinen Namen ändern und es sei für immer. Er fängt an, unser Haus zu verkaufen, und dann kommt er zurück und sagt: „Wir sind wieder verheiratet."*

Vianna: Schließ deine Augen und sag mir, was profitierst du aus dieser Situation?

Klientin: *Das erste Mal, als es passierte, war ich krank und ich kam zurück zur Heilarbeit. Zuerst habe ich Physiotherapie* *gemacht und dann fing ich mit ThetaHealing an. Ich habe ein neues Zentrum eröffnet und fing an zu reisen. Als er entschied, mich zu verlassen, war ich am Reisen, machte neue Projekte und war sehr glücklich. Als er sich entschied, zurückzukommen, fühlte ich mich zuerst schwer, erkannte dann aber, dass wir zusammen bessere Möglichkeiten im Leben haben. Ich erkannte, dass wir einander lieben. Noch immer kämpfen in dieser Ehe zwei Teile in mir. Ein Teil möchte frei sein und der andere möchte verheiratet sein. Dann fängt der Kreislauf wieder von vorne an und die Dinge zwischen uns werden schwierig.*

Vianna: Okay, wenn er geht, kannst du ein wenig spielen und es ist einfacher, deine Heilungen zu machen. Gehst du mit anderen Männern aus, wenn er weg ist?

Klientin: *Nein, ich möchte niemand anderes. Wenn er weg ist, ist er eifersüchtig auf mich, es fühlt sich aber besser an, als wenn er mit mir zusammen ist.*

Vianna: Also magst du es irgendwie, wenn er das macht. Es gibt dir Freiheit, hilft dir, andere Projekte zu verwirklichen, und dann kannst du zurück in deine Ehe.

Klientin: *Wenn wir wieder zusammenkommen, ist die Beziehung auf einer neuen Ebene und es ist jedes Mal anders.*

Vianna: Solange du immer für eine Scheidung bereit bist, musst du dich nicht scheiden lassen und du kannst deine Freiheiten behalten.

Klientin: *Ja, und ich brauche keinen neuen Mann in meinem Leben.*

Vianna: Das klingt, als würde deine Beziehung so immer interessant bleiben.

Klientin: *Aber jetzt sind wir der Situation müde.*

Vianna: Lass uns mal sehen. Ich mache den Energietest mit dir. Sprich mir nach: „Ich habe die Nase voll, dass mein Ehemann mich verlässt und zurückkommt.“

Klientin: *Ich habe die Nase voll, dass mein Ehemann mich verlässt und zurückkommt.*

(Sie testet mit einer „Nein“-Antwort.)

Vianna: Sag: „Ich genieße es, eine Pause von meinem Ehemann zu haben.“

Klientin: *Ich genieße es, eine Pause von meinem Ehemann zu haben.*

(Sie testet mit einer „Ja-Antwort.)

Vianna: Sag: „Meine Familie hat die Nase voll von der Situation.“

Klient: *Meine Familie hat die Nase voll von der Situation.*

(Sie testet mit einer „Ja“-Antwort.)

Vianna: Sag: „Mein Vater und meine Mutter haben die Nase voll von der Situation.“

Klientin: *Die wissen nichts davon.*

Vianna: Okay, wer weiß sonst noch davon?

Klientin: *Meine Kinder haben die Nase voll von der Situation.*

(Sie testet mit einer „Ja"-Antwort.)

Vianna: Sag: „Ich mag die Situation."

Klientin: *Ich mag die Situation.*

(Sie testet mit einer „Ja"-Antwort.)

Vianna: Sag: „Solange diese Situation anhält, können mein Ehemann und ich immer wieder von Neuem anfangen."

Klientin: *Solange diese Situation anhält, können mein Ehemann und ich immer wieder von Neuem anfangen.*

(Sie testet mit einer „Ja"-Antwort.)

Vianna: Würdest du gerne wissen, dass du deine Freiheiten haben kannst, ohne ständig von neuem anfangen zu müssen, und dass ihr neu anfangen könnt, ohne dass ihr euch trennen müsst, um dann wieder zusammen zu kommen?

Klientin: *Ja.*

Vianna: Sag: „Ich langweile mich, wenn ich verheiratet bin."

Klientin: *Ich langweile mich, wenn ich verheiratet bin.*

(Sie testet mit einer „Ja"-Antwort.)

Vianna: Würdest du gerne wissen, dass du deine Ehe spannend halten kannst?

Klientin: *Ja, ich langweile mich schnell.*

Vianna: Können wir deine Angst, dich zu langweilen, verändern?

Klientin: *Ja.*

Vianna: Kann ich den Glaubenssatz von „Ich bin gelangweilt" verändern zu „Die Ehe kann spannend sein"?

Klientin: *Ja. Als ich meinen Ehemann ausgewählt habe, habe ich sichergestellt, dass er schwierig ist. Alle Männer, die positiv waren, mit denen ich ausgegangen bin, waren alle so langweilig.*

Wie du sehen kannst, haben wir herausgefunden, was sie aus der Situation profitiert, und da gab es viele positive Dinge. Dann lehrten wir sie, dass sie die positiven Dinge haben kann, ohne sich diese Situation erschaffen zu müssen. Dann haben wir den Energietest gemacht, um zu sehen, ob die Situation vorüber ist.

Vianna: Sag: „Ich muss diese Situation mit meinem Ehemann erschaffen."

Klientin: *Ich muss diese Situation mit meinem Ehemann erschaffen.*

(Sie testet mit einer „Ja"-Antwort.)

Vianna: Also, wann denkst du, dass du aufhören kannst, dir diese Situation zu erschaffen? In einem Jahr? In zwei Jahren?

Klientin: *Ich kann nicht verstehen, warum ich diese Situation brauche.*

Vianna: Nun, du bekommst die Chance, frei und kreativ zu sein.

Klientin: *Wenn ich am Reisen bin und wir uns nicht nahe sind, fühle ich mich schuldig, aber wenn er mich verlässt, fühle ich mich nicht schuldig. Wenn ich dann nach Hause komme, bin ich sehr freundlich.*

Vianna: Würdest du das gerne verändern? Würdest du gerne wissen, dass du reisen kannst, ohne dich schuldig zu fühlen, und dass ihr zusammen reisen könnt?

Klientin: *Ich möchte reisen, ohne mich schuldig zu fühlen, aber wenn wir zusammen reisen, muss ich für alles bezahlen, weil er nie Geld hat.*

Vianna: Aber du bist verheiratet. Teilt ihr euer Geld nicht?

Klientin: *Ich verdiene das meiste Geld in unserer Beziehung.*

Vianna: Ist es „Dein Geld" in der Beziehung?

Klientin: *Ja.*

Vianna: Aber du liebst ihn. Wenn du jemanden liebst, ist es okay, zu reisen und das Geld zu teilen. Würdest du gerne wissen, dass du so viel Geld verdienen kannst, dass ihr zusammen reisen könnt und du seine Gesellschaft haben kannst? Und dass du sogar das Gleichgewicht in eurer Beziehung finden kannst, sodass auch er sich wichtig fühlt?

Klientin: *Ja, und dass ich ausreichend Geld für mich, ihn und meine Kinder habe.*

Vianna: Würdest du gerne wissen, wie du dein Geld mit der Person, die du liebst, teilen kannst, ohne nachtragend zu sein, und dass es dir erlaubt ist, mehr zu verdienen, wenn ihr zusammen seid – im Wissen, dass er dir helfen kann, sicher zu sein.

Klientin: *Ja.*

Vianna: Sag: „Es ist falsch für eine Frau, mehr Geld als ein Mann zu verdienen."

Klientin: *Es ist falsch für eine Frau, mehr Geld als ein Mann zu verdienen.*

(Sie testet mit einer „Ja"-Antwort.)

Vianna: Das könnte ein genetisches Programm sein. Würdest du gerne Wissen, dass es großartig ist, Geld zu verdienen, und dass du Geld verdienen kannst ohne Schuldgefühle und dass es akzeptiert werden kann?

Wir haben festgestellt, was sie aus der Situation profitiert hat, aber als wir weiter gegraben haben, fanden wir mehr Themen zum Bearbeiten.

Vianna: Welche Tugend lernst du aus dieser Situation?

Klientin: *Ich lerne Vergebung und ihn vollständig zu lieben.*

Vianna: Hast du gelernt, zu teilen? Wie du ihm vergeben kannst?

Klientin: *Ich habe gelernt, wie ich ihn fühlen kann, und ich lernte Hellsichtigkeit, da ich seine Gedanken lesen kann. Ich habe gelernt, seinen freien Willen zu respektieren.*

Vianna: Du hast ebenfalls gelernt, ein großartiger Heiler zu sein und selbstständig erfolgreich zu sein. Würdest du gerne wissen, was du aus diesen Dingen gelernt hast? Und bist du bereit, mehr zu lernen und zu wissen, dass es abgeschlossen ist? Und kannst du diese Dinge anerkennen?

(Die Klientin weint.)

Klientin: *Ja.*

Vianna: Und würdest du gerne wissen, wie du ihm erlauben kannst, dich vollständig zu lieben?

Klientin: *Ja.*

Vianna: Wenn du reist, stört es dich nicht wirklich, mit ihm zu teilen, sondern, dass du dich ausgenutzt fühlst. Möchtest du gerne seine guten Seiten sehen, wenn du am Reisen bist?

Klientin: *Ja.*

Am Ende der Sitzung wusste die Klientin, was sie aus der Beziehung profitierte und was sie daraus gelernt hat.

Hier sind einige Fragen, die du dir selbst oder deinem Klienten stellen kannst, um unnötige Schwierigkeiten zu identifizieren:

- Warum erlaubst du den Menschen, dich so zu behandeln, wie sie es tun?

- Warum hast du finanzielle Probleme?

- Warum hast du Schwierigkeiten in der Liebe?

- Was nützen dir diese Schwierigkeiten?

- Was profitierst du davon?

- Warum hast du es erschaffen?

- Welche Tugenden lernst du aus diesen Schwierigkeiten?

- Wie kannst du Tugenden ohne diese Schwierigkeiten entwickeln?

- Weißt du, wie es sich anfühlt, ohne diese Schwierigkeiten zu leben und trotzdem Tugenden zu entwickeln?

ANSATZ DES GRABENS 10: TUGENDEN LERNEN

Was lernst du aus deinen Schwierigkeiten und deinen Herausforderungen? Welche Tugenden entwickelst du durch deine Erfahrungen?

Die Bestimmung der Seele im Leben ist, Tugenden zu lernen und Fähigkeiten zu entwickeln. Wie vorher im Buch beschrieben, ist eine Tugend eine leichte Gedankenform, die uns erlaubt, zu erschaffen. Diese tugendhaften Gedanken befreien uns von den materialistischen Ankern des Körpers. Nicht tugendhafte Gedanken sind schwer und blockieren unsere angeborenen Fähigkeiten. Wenn du zum Beispiel ein besserer Heiler sein möchtest, brauchst du die Tugenden der Freundlichkeit, der Urteilsfreiheit und Fürsorge für andere. Uns werden Möglichkeiten gegeben, Tugenden während unseres ganzen Lebens zu entwickeln. Der Trick dabei ist, sie zu entwickeln, ohne zuerst schwierige Situationen erschaffen zu müssen.

Die Seele muss Tugenden entwickeln, um ihr Divine Timing zu erfüllen (die Voraussetzung für Manifestationen, wie zuvor beschrieben). Das bedeutet, dass alles, was wir je gemacht haben, zählt. Jede Erfahrung – ob gut oder schlecht – zählt, da sie uns etwas Gutes beigebracht hat.

Aber welche Fähigkeiten brauchen wir? Wenn wir den Schöpfer fragen, wie wir ein besserer Heiler sein können, dann wird jegliche Angst, Zweifel und Unglauben in Bezug auf Heilung hochkommen. Um bessere Heiler zu sein, müssen wir freundlich, tolerant, geduldig und fürsorglich sein und die Fähigkeit haben, mit anderen Menschen zu interagieren, ohne zu urteilen.

Sobald wir uns dieser Tugenden bewusst werden, arbeitet die Seele daran, sie zu erreichen. Dies gibt uns die Möglichkeit, auf Tugenden hinzuarbeiten, damit es nicht das Universum für uns macht.

—

Das Einzige, was eine Heilung aufhält,
sind Angst, Zweifel, Unglaube
und ein Mangel an Tugenden.

—

Das Graben beginnen

Jeder Klient, mit dem du interagierst, ist ein Sprungbrett für den Aufstieg der Seele. Jeder neue Klient gibt dir die Möglichkeit, neue Tugenden zu entwickeln. Obwohl jeder Klient uns etwas Neues im Prozess des Grabens lehren kann, welches wir bei anderen wieder nutzen können, ist es auch wichtig, zu verstehen, was es uns in Bezug auf dich und deine Glaubenssätze lehrt. Obwohl sich der Prozess nicht um dich drehen sollte, ist es dennoch nützlich, den Energietest für ähnliche Glaubenssätze bei dir zu machen, aber erst *nach der Sitzung* mit deinem Klienten.

Übung Tugenden

Mache Zweiergruppen und erzählt euch einer nach dem anderen, was in eurem Leben vor sich geht und was ihr aus diesen Lebenserfahrungen gelernt habt.

Bei jeder Erfahrung sprich über die Tugenden, die du daraus gewonnen hast, und die Tugenden, die deine Seele weiterentwickeln möchte.

Wechsle in der Rolle des Anwenders ab und mache den Energietest, um zu sehen, ob die andere Person (in der Rolle des Klienten) die Lernerfahrung angenommen hat, damit sie über diese Lektion hinauswachsen kann.

DER TANZ

Der letzte Schritt in der Glaubensarbeit ist, alle 10 Methoden des Grabens zusammenzuführen, damit sie zu einem wundervollen Tanz werden, eine Heilkunst, die nicht nur dem Klienten, sondern auch dir nützlich ist. Niemand sollte sich in einer Glaubensarbeitssitzung gequält fühlen. Wenn der Klient geht, sollte er Freude und Wissen ausstrahlen. Wenn du an dir selbst arbeitest, solltest du dich darüber freuen, an dir selbst zu arbeiten. Wenn du weißt, wie du alle die verschiedenen Ansätze des Grabens in einer Sitzung kombinierst, wird sich der Klient sicher fühlen. Und indem du weiter Glaubensarbeit an dir selbst machst, wirst du ein fähiger und effektiver Heiler werden.

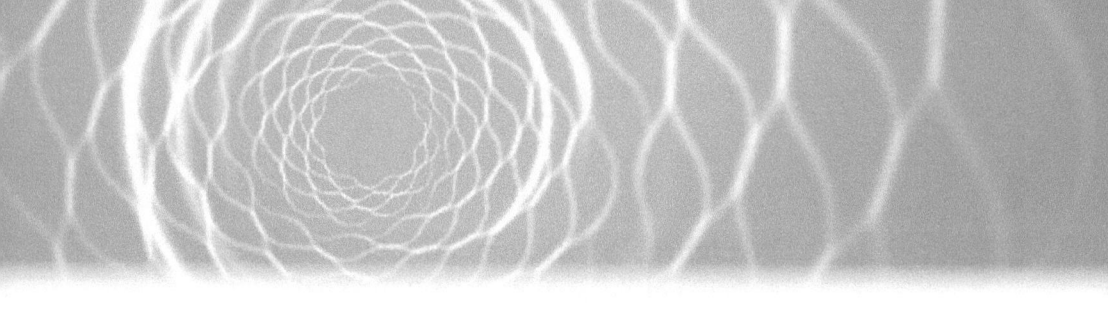

FAZIT:
EIN THETAHEALER SEIN

Erinnere dich daran, was es bedeutet, ein ThetaHealer zu sein:

Ein ThetaHealer arbeitet mit anderen daran, einschränkende Glaubenssätze zu entdecken, die die Person von dem abhält, was sie will.

Ein ThetaHealer lehrt andere, ihre Glaubenssätze anzunehmen.

Ein ThetaHealer lehrt andere, göttliche Lebewesen zu sein.

Ein ThetaHealer lehrt andere, dass es gut ist, zum Arzt zu gehen.

Ein ThetaHealer lehrt andere, dass es okay ist, zu einem Heiler zu gehen.

Ein ThetaHealer lehrt andere, dass es okay ist, einen Geist zu sehen, dass sie nicht verrückt sind und wie sie diesen ins Licht schicken.

—

Wir lehren Menschen, zu leben und zu werden, wer sie wirklich sind.

—

Hier folgen einige Downloads:

Ich weiß, wie es sich anfühlt, die Interessen meiner Klienten über meine eigenen zu stellen.

Ich weiß, wie ich mit dem Schöpfer miterschaffe.

Ich weiß, wie ich aus der Perspektive der Siebten Ebene nach dem Schlüsselglaubenssatz grabe.

Ich weiß, wie ich alle Ansätze des Grabens in einer Sitzung anwende.

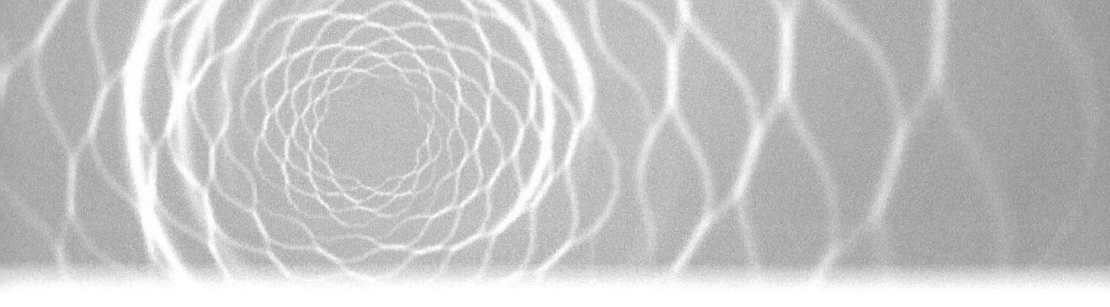

GLOSSAR
BEGRIFFSERLÄUTERUNGEN

Glaubenssystem

Die Glaubenssätze/Überzeugungen eines Einzelnen oder einer Gruppe davon, was richtig und falsch und was wahr oder unwahr ist.

Glaubensarbeit

Eine Anwendung, um Glaubenssysteme herauszuziehen und zu ersetzen.

Körpersprache

Körperliche Bewegungen, die die Emotionen und die Gemütsverfassung einer Person ausdrücken.

Ketten von Glaubenssätzen

Glaubenssätze, die aufeinandergestapelt sind, die ein Glaubens-system ergeben. *Siehe auch* **Glaubenssystem**.

Bewusstsein

Sich seiner Handlungen und sich selbst vollständig bewusst sein. Es gibt Theorien, dass das Bewusstsein nur 10 Prozent des Gehirns steuert und das Unterbewusstsein die übrigen 90 Prozent. *Siehe ebenfalls* **Unterbewusstsein.**

Kernglaubenssätze

Eine der vier Glaubensebenen. Verhaltensmuster im Unterbewusstsein aus diesem Leben – stammen meist aus der Kindheit –, die Teil unserer Programme wurden. Oft sind dies die Bemühungen des Unterbewusstseins, uns zu schützen und sicher zu halten. Bei der Arbeit an dieser Ebene bezeugt der Anwender die Veränderung im Frontallappen des Gehirns. Siehe auch **die vier Glaubensebenen, Programme** und **Unterbewusstsein.**

Der Schöpfer von Allem was Ist

Die intelligenteste, perfekte Liebesenergie, in welcher alles in der Existenz erschaffen wird.

Crystal Layout

Eine Technik, um genetische Erinnerungen und Erinnerungen an vergangene Leben wiederzugewinnen.

Das Graben

Eine Anwendung um eine Kette von Glaubenssätzen, die aufeinandergestapelt sind, zu finden und den Grund- oder Schlüsselglaubenssatz zu verändern. *Siehe auch* **Kette von Glaubenssätzen.**

Divine Timing – göttlicher Zeitplan

Deine Bestimmung kennen und dem Universum erlauben, hineinzukommen und dir zu helfen.

Downloads

Eine Anwendung, um zu bezeugen, wie eine positive Affirmation vom Schöpfer von Allem was Ist in den Geist der Person heruntergeladen wird, als wäre er ein Computer. *Siehe auch* **Schöpfer von Allem was Ist.**

Energietest

Eine Anwendung in ThetaHealing, um ein Glaubenssystem zu testen. *Siehe auch* **Glaubenssystem.**

Gefühlsarbeit

Eine Anwendung, um Gefühle aus der Perspektive des Schöpfers zu lehren, zum Beispiel die Perspektive des Schöpfers von Tugenden wie Freundlichkeit, Geduld, Urteilsfreiheit etc. *Siehe auch* **Schöpfer von Allem was Ist.**

Die vier Glaubensebenen

Es gibt vier verschiedene Glaubensebenen: Kernebene, genetische Ebene, historische Ebene und Seelenebene. *Siehe auch* **Kernebene, genetische Ebene, historische Ebene** und **Seelenebene**.

Freier Wille

Freier Wille ist die Fähigkeit, zu wählen, was du glaubst. Es ist ein Gesetz des Universums, das nicht gebrochen werden kann.

Genetische Arbeit

Ein Prozess, um die Struktur des genetischen Karmas positiv zu beeinflussen. Es gibt drei Arten von Karma:

- Karma des Jetzt

- Genetisches Karma

- Karma aus vergangenen Leben

Das Karma des Jetzt sind Dinge, die du in der Gegenwart gemacht hast, die Karma erschaffen. Wenn du beispielsweise jemanden schlecht behandelst, behandelt er dich im Gegenzug auch schlecht. Genetisches Karma bedeutet eine geerbte Eigenschaft eines Vorfahren sowie das damit verbundene Karma. Das Karma aus vergangenen Leben bringt Karma aus den vergangenen Leben in dieses. Dies sind alte hinduistische Überzeugungen, aber in der modernen Zeit ist dies eher bekannt unter Ursache und Wirkung.

Genetische Glaubenssätze

Eine der vier Glaubensebenen. Glaubenssätze, die wir von unseren Eltern und Vorfahren bis zu sieben Generationen vorwärts und sieben Generationen rückwärts geerbt haben. *Siehe auch* **die vier Glaubensebenen** und **sieben Generationen vorwärts und rückwärts.**

Heilmethode

Eine Anwendung des Miterschaffens, während man im Theta-Zustand ist, um zu bezeugen, wie der Schöpfer Heilungen vollbringt. Hilft dem Körper, zu heilen und sich zu regenerieren. *Siehe auch* **Schöpfer von Allem was Ist** und **Theta-Zustand.**

Historischer Glaubenssatz

Eine der vier Glaubensebenen. Diese Glaubenssätze stammen aus Erinnerungen an vergangene Leben, hierfür gibt es viele Gründe, wie etwa:

- Verhaltensmuster von mehr als sieben Generationen in der Vergangenheit

- Energien der Akasha-Aufzeichnungen

- Gruppenbewusstseins Erinnerungen aus persönlichen Erfahrungen vergangener Leben

Die Energie vergangener Leben wird als Abdruck vergangener Erfahrungen in unbelebten Objekten zurückgelassen. In jedem Sandkorn sind Erinnerungen von allem, was jemals auf der

Erde gelebt hat – Erfahrungen, die wir aus vielen Leben in die Gegenwart tragen. *Siehe auch* **die vier Glaubensebenen.**

Manifestieren

Sich vorstellen, was man möchte, und es erschaffen.

Gelübde (oder Schwur)

Ein feierliches Versprechen oder Bekräftigung. Eine Aussage, die möglicherweise in einer anderen Zeit oder an einem anderen Ort oder von einem unserer Vorfahren gemacht wurde, welche uns in der Gegenwart möglicherweise dient oder auch nicht.

Ebenen der Existenz

In ThetaHealing verwenden wir diesen Begriff, um die sieben verschiedenen Ebenen oder Bereiche zu beschreiben, die durch die Bewegung ihrer Atome getrennt sind:

- Erste Ebene: Atome kommen zusammen und bewegen sich langsam, um Feststoffe wie Mineralien zu formen.

- Zweite Ebene: Atome beginnen, sich schneller zu bewegen, um Pflanzen zu formen.

- Dritte Ebene: das Reich der Tiere und Proteine.

- Vierte Ebene: die Geisterwelt.

- Fünfte Ebene: das Reich der aufgestiegenen Meister.

- Sechste Ebene: die Gesetze des Universums.

- Siebte Ebene: die Alles was Ist Energie, die sich in allen Dingen bewegt. Der Anfang und das Ende.

Programme

Verhaltensmuster, welche durch Glaubenssätze im Geist geformt wurden.

Reading

Wenn ein ThetaHealer einen Körperscan bei einer anderen Person macht, um einen Eindruck davon zu bekommen, was mit der Person physisch, emotional, mental, spirituell und in ihrer Zukunft passiert.

Auflösungsarbeiten

Alte Emotionen oder Programme auflösen.
Siehe auch **Programme.**

Sieben Generationen vorwärts und rückwärts

Genetische Glaubenssätze, die auf einer genetischen Ebene und ebenfalls in der genetischen Linie für sieben Generationen vorwärts und sieben Generationen rückwärts verändert werden.
Siehe auch **genetischer Glaubenssatz.**

Die Siebte Ebenen der Existenz

Die reine Energie der Schöpfung, die in unser Universum hineinfließt und Quarks erschafft, die Protonen, Neutronen und Elektronen erschaffen, die Atome und Moleküle erschaffen.

Schlafzyklus

Ein Zeitraum von üblicherweise acht Stunden. in welchem ein tiefer Theta- und Delta-Zustand des Schlafes neues Wissen im Gehirn verankert.

Seelen-Glaubenssätze

Eine der vier Glaubensebenen. Dies sind die tiefsten und durchdringendsten von allen Glaubenssystemen. Wenn ein Glaubenssatz auf mehr als einer Ebene wiederholt wird, kann er bis zur Seelenebene gelangen. Obwohl deine Seele von Gott ist, lernt sie immer weiter. *Siehe auch* **die vier Glaubensebenen.**

Unterbewusstsein

Der Teil des Geistes, der die autonomen Systeme des Körpers steuert, sowie einige Gefühle und Erinnerungen. Sein Hauptziel ist, uns zu schützen und am Leben zu erhalten. Die mentale Aktivität unterhalb der Bewusstseinsschwelle. *Siehe auch* **Bewusstsein.**

Theta-Gehirnwelle

Ein traumartiger Zustand, in welchem sich die Gehirnwellen auf vier bis sieben Zyklen pro Sekunde verlangsamen.

Theta-Zustand oder Theta-Gehirnwellenzustand

Ein sehr tiefer Zustand der Entspannung. Ein kreativer, inspirierender Zustand, geprägt durch spirituelle Wahrnehmungen.

Ultimative Wahrheiten

Eine Wahrheit, die absolut ist wie, dass die Sonne aufgehen wird, die Erde sich drehen wird und ein Hund ein Hund ist.

Schwur

Siehe **Gelübde.**

REFERENZEN

1. Jha, A. 2005. 'Where belief is born.' Verfügbar unter: www.theguardian.com/science/2005/jun/30/psychology. neuroscience; accessed January 21, 2019

2. '10 Huge Benefits of Theta Binaural Beats.' Verfügbar unter: www.binauralbeatsfreak.com/brainwave-entrainment/the-benefi ts-of-theta-binaural-beats; accessed January 21, 2019

3. Birney, E. 2015. 'Study of Holocaust survivors finds trauma passed on to children's genes.' Verfügbar unter: www.theguardian .com/science/2015/aug/21/study-of-holocaust-survivors-finds- trauma-passed-on-to-childrens-genes; accessed January 21, 2019

4. Hughes, V. 2013. 'Mice Inherit Specific Memories, Because Epigenetics?' Verfügbar unter: www.nationalgeographic.com /science/phenomena/2013/12/01/mice-inherit-specific- memories-because-epigenetics/; accessed January 21, 2019

5. Gabbatiss, J. 2018. 'Interstitium: New organ discovered in human body after it was previously missed by scientists.' Verfügbar unter: www.independent.co.uk/news/health/new-organ- human-body-interstitium-cancer-skin-scientists-discovery-new- york-a8275851.html; accessed January 30, 2019

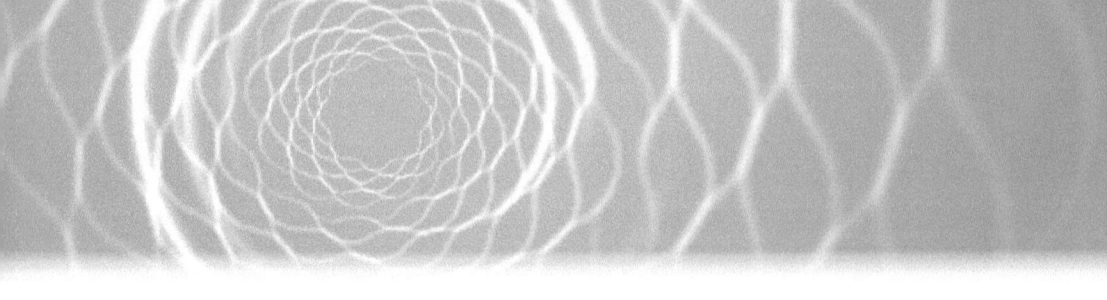

QUELLEN

ThetaHealing® Seminare

ThetaHealing ist eine Energieheilmodalität begründet durch Vianna Stibal mit zertifizierten Lehrern rund um die Welt. Die Seminare und Bücher von ThetaHealing sind als therapeutische Selbsthilfeführer konzipiert, um die Fähigkeit des Geistes, zu heilen, zu entwickeln. ThetaHealing beinhaltet die folgenden Seminare und Bücher:

ThetaHealing® Anwender Seminare unterrichtet durch zertifizierte ThetaHealing® Lehrer

ThetaHealing Basis DNA 1 und 2

ThetaHealing Aufbau DNA 2½

ThetaHealing Manifestieren und Überfluss

ThetaHealing Intuitive Anatomie

ThetaHealing Regenbogenkinder

ThetaHealing Krankheiten und Beschwerden

ThetaHealing Weltenbeziehungen

ThetaHealing DNA 3

ThetaHealing Tier-Seminar

ThetaHealing Pflanzen-Seminar

ThetaHealing Grabe Tiefer

ThetaHealing Seelenpartner

ThetaHealing RHYTHM

ThetaHealing Ebenen der Existenz

ThetaHealing Du und dein Lebenspartner

ThetaHealing Du und der Schöpfer

ThetaHealing Du und dein innerer Kreis

ThetaHealing Du und die Erde

Zertifizierungsseminare (Lehrerseminare) exklusiv unterrichtet durch das ThetaHealing® Institute of Knowledge, insbesondere durch Vianna Stibal

ThetaHealing Basis DNA 1 und 2

ThetaHealing Aufbau DNA 2½

ThetaHealing Manifestieren und Überfluss

ThetaHealing Intuitive Anatomie

ThetaHealing Regenbogenkinder

ThetaHealing Krankheiten und Beschwerden

ThetaHealing Weltenbeziehungen

ThetaHealing DNA 3

ThetaHealing Tier-Seminar

ThetaHealing Pflanzen-Seminar

ThetaHealing Grabe Tiefer

ThetaHealing Seelenpartner

ThetaHealing RHYTHM

ThetaHealing Ebenen der Existenz

ThetaHealing Du und dein Lebenspartner

ThetaHealing Du und der Schöpfer

ThetaHealing Du und dein innerer Kreis

ThetaHealing Du und die Erde

ThetaHealing wächst immer weiter und dehnt sich aus,
oft werden neue Seminare hinzugefügt.
Besuche **www.thetahealing.com** für die neuesten Updates.

Bücher

Englische Original Titel

ThetaHealing® (Hay House, 2006, 2010)

Advanced ThetaHealing® (Hay House, 2011)

ThetaHealing® *Diseases and Disorders* (Hay House, 2012)

On the Wings of Prayer (Hay House, 2012)

ThetaHealing® *Rhythm for Finding Your Perfect Weight*
(Hay House, 2013)

Seven Planes of Existence (Hay House, 2016)

Deutsche Titel

ThetaHealing die Heilkraft der Schöpfung

ThetaHealing für Fortgeschrittene

ThetaHealing Krankheiten und Beschwerden

Auf den Schwingen der Gebete

ThetaHealing RHYTHM um dein perfektes Gewicht zu finden (W-Cooperations, 2016)

ThetaHealing Die Sieben Ebenen der Existenz (W-Cooperations, 2016)

Finde deinen Seelenpartner mit ThetaHealing (W-Cooperations, 2017)

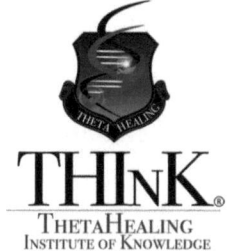

THETAHEALING INSTITUTE OF KNOWLEDGE®

ATANAHA

29048 BROKEN LEG ROAD, BIGFORK, MONTANA 59911
USA

OFFICE: (406) 206 3232
E-MAIL: INFO@THETAHEALING.COM
WEB: WWW.THETAHEALING.COM

Für weitere Informationen über die verschiedenen ThetaHealing®
Seminare: www.thetahealingworldwide.com oder
www.thetahealing.com. Ebenfalls kannst du uns auf den
Sozialen Medien folgen:

 ThetaHealingbyVianna

 ThetaHealingbyVianna

 @thethetahealing

 thethetahealing

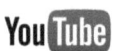 ThetaHealingVianna

 www.thetahealing.com
www.thetahealingworldwide.com

ÜBER DIE AUTORIN

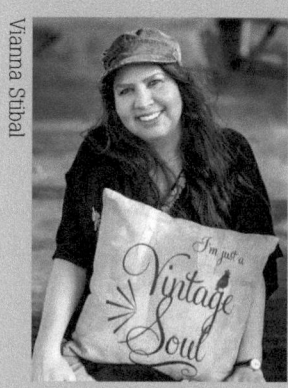

Vianna Stibal

Vianna Stibal ist die Schöpferin und Begründerin der spirituellen Philosophie, Meditations- und Heiltechnik, bekannt als ThetaHealing®. Als renommierte Heilerin, Autorin und Motivationssprecherin hält Vianna zusammen mit ihrem Ehemann Guy rund um die Welt Seminare für Menschen jeder Rasse, Überzeugungen und Religionen. Bis zum Jahr 2019 hat sie bereits tausende von Lehrern und geschätzte 600'000 Anwender unterrichtet, die in über 180 Ländern unterrichten.

Viannas Technik bringt den Geist unmittelbar in einen tiefen Theta-Zustand (Traum-Zustand).

Sie lehrt ihre Studenten, unter Nutzung des Theta-Zustand ihre bewusste Verbindung mit dem Schöpfer von Allem was Ist wiederaufzubauen, um spirituelle, mentale, emotionale und physische Veränderung zu bezeugen.

Nachdem sie ihre eigene Heilung bezeugte, entdeckte Vianna, wie Emotionen und Überzeugungen uns auf der Kern-, genetischen, historischen und Seelenebene beeinflussen. Aus diesem Durchbruch wurde die Glaubensarbeit geboren, die zum Herz und zur Seele der ThetaHealing-Technik wurde.

Glaubensarbeit ist ein Wegweiser, um festzustellen, was wir glauben, warum wir es glauben und wie wir Glaubenssätze und Krankheiten verändern können, den wahren Plan des Schöpfers verstehen können und die Realität erschaffen können, die wir uns wünschen.

Vianna lehrt, dass wir ein Funke Gottes sind, dass wir unsere eigene Realität erschaffen und dass alles in unserem Leben einem höheren Zweck dient. Sie hat ihr Leben dem gewidmet, ihre Liebe für den Schöpfer von Allem was Ist mit einem ehrlichen Humor und aufrichtiger Freundlichkeit zu teilen. Ihre Trainings und Bücher sind lebensverändernd und helfen Menschen rund um die Welt.

www.thetahealing.com

DIE SIEBEN EBENEN DER EXISTENZ

Die Philosophie der ThetaHealing® Technik

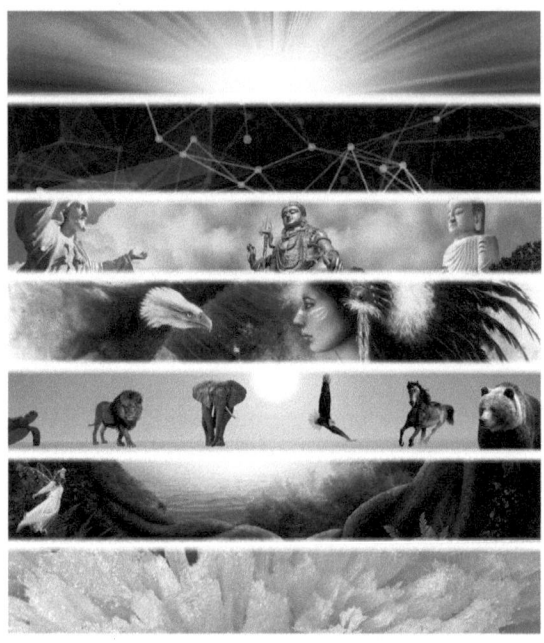

VIANNA STIBAL

Begründerin der ThetaHealing® Technik

Für Menschen, die bereits erste Erfahrungen mit der Magie dieser Energie-Heil-Modalität gemacht haben, stellt dieses Buch die Philosophie hinter allem dar: die Sieben Ebenen der Existenz.
Vianna präsentiert eine neue konzeptuelle Struktur, um zu verstehen, wie und warum die Schöpfung auf körperlicher und geistiger Ebene funktioniert und wie sie in allen Ebenen unseres Seins wirkt. Sie zeigt uns, wie wir diese kosmischen Energien in all ihrer Majestät wahrnehmen und für Heilungen und geistige Entwicklungen nutzen können. Sie nimmt uns mit in Dimensionen, von denen sie glaubt, dass sie der Anfang des Lebens selbst sind.

Buch Softcover: ISBN 978-3-9524610-3-7
Buch Hardcover: ISBN 978-3-9524610-2-0
E-Book: ISBN 978-3-9524610-1-3
www.w-cooperations.ch

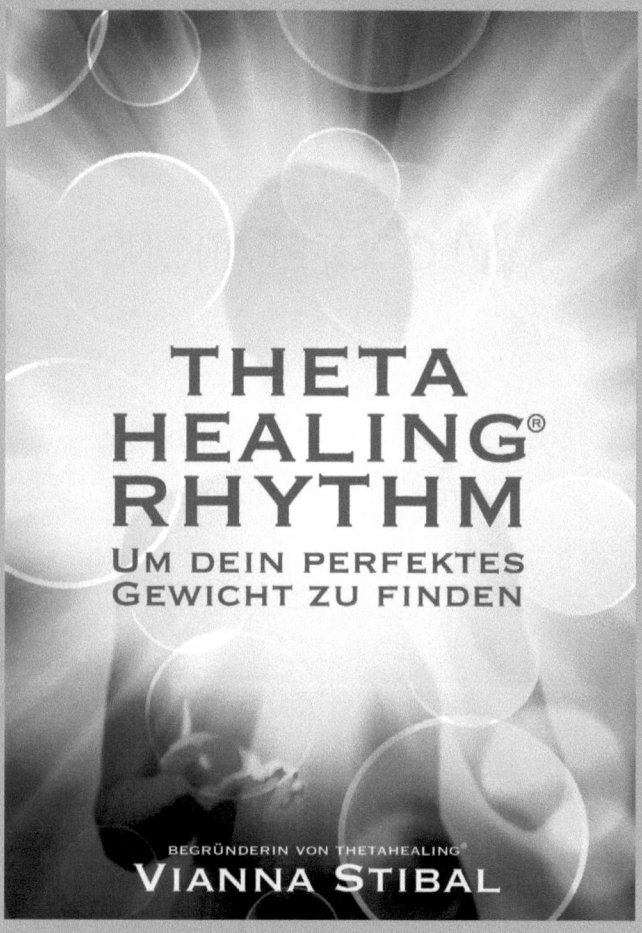

THETA HEALING® RHYTHM

Um dein perfektes Gewicht zu finden

BEGRÜNDERIN VON THETAHEALING®

VIANNA STIBAL

Dies mehr als nur ein Buch über Abnehmen! Es geht vielmehr darum, den wahren Rhythmus für Körper, Geist und Seele zu finden, während du zu deiner inneren Schönheit und Selbstliebe gelangst.

Vianna Stibal hat zum ersten Mal ein Buch zusammengestellt, welches dir zeigt, wie ThetaHealing® genutzt werden kann, um Gewicht loszulassen sowie deinen starken, gesunden und wunderschönen Körper zu entdecken, den du liebst!

ISBN 978-3-9524610-0-6

www.w-cooperations.ch

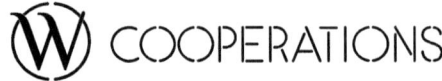

Entdecke weitere ThetaHealing
Produkte und Bücher:

www.w-cooperation.ch

Wir freuen uns von dir zu hören!